文成
天縱

本草品彙精要珍抄二種

BENCAO PINHUI JINGYAO ZHEN-CHAO ER ZHONG

〔明〕劉文泰等纂

6

广西师范大学出版社
GUANGXI NORMAL UNIVERSITY PRESS
·桂林·

第六册目録

〔一〕底本及弘治本正文均將其置於『會州白藥』之後，未另提行，今據原目録改。

御製本草品彙精要（三）

石之石

石鷰 無毒

土生

永州石鷰

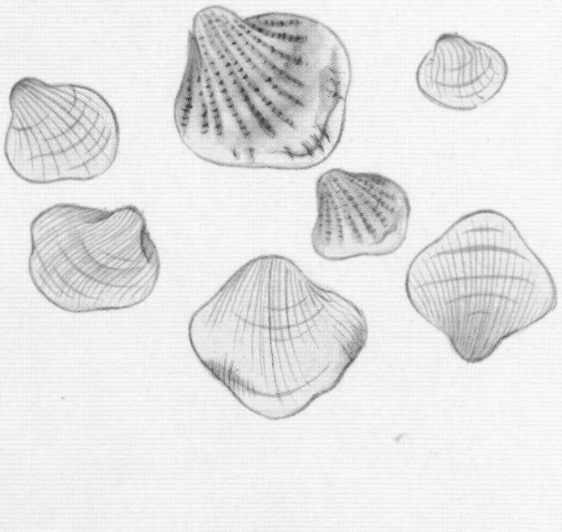

石鷰以水煑汁飲之主淋有効婦人難産兩手各把一枚立驗 名醫所錄

【地】圖經曰出零陵郡今永州祁陽縣江傍沙灘上有之形似蚶而小其實石也或云生山洞中因雷雨則飛出墮於沙上而化爲石未審的否唐本注云俗云因雷雨則從石穴中出隨雨飛墮者妄也惟永州祁陽縣西北百一十五里土岡上掘深丈餘取之形似蚶而小堅重如石是也衍義曰今人用者如蜆蛤之狀色如土堅重則石也既無羽翼焉能自石穴中飛出何故只墮沙灘上此說近妄唐本注永州土岡上掘深丈餘取之形似蚶而小重如石則此自是一物餘說不可取也

【時】【生】無時
【採】無時

收 洗刷去泥土

質 類蚶而小

色 青白

味 淡

性 凉

氣 氣之薄者陽中之陰

臭 腥

主 催生明目

【製】研細水飛過用

【治】療圖經曰能催生令產婦兩手各握一枚須臾子則下別錄云療久患腸風痔瘻一二十年不差面色虛黃飲食無味及患臟腑傷損多患泄瀉暑月常瀉不止及諸般淋瀝久患消渴婦人月候湛濁赤白帶下多年不差應是臟腑諸疾皆主之用石鷰淨洗刷去泥土收之右每日空心取一枚於堅硬無油甆器內以溫水磨服之如彈丸大者一箇分三服大小以此為準晚食更一服若欲作散杵羅為末以磁石吸去杵頭鐵屑後更入乳鉢內研細水飛過取白汁如泔乳者澄

去水曝乾每服半錢至一錢清飯飲調下溫水亦得此藥偏治久年腸風痔須常服勿令歇服至一月諸疾皆愈

【合治】合水牛鼻和煑飲之止消渴○以二七枚和五味炒令熟合酒一㪷浸三日即每夜臥時隨性飲一兩盞甚能補益能喫食令人健力○爲末不計時候合葱白湯調服半錢療傷寒小腹脹滿小便不通○以七枚搗如黍米粒大合新桑根白皮三兩剉如豆粒同拌令勻分作七貼每一貼用水一盞煎取七分去滓於空心午前各一服治淋瀝

漿水　無毒　附

冰漿

漿水

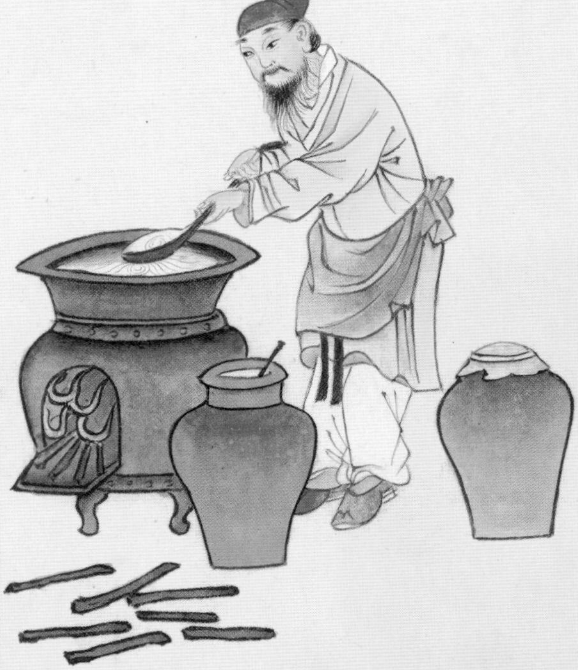

漿水主調中引氣宣和強力通關開胃止渴霍亂洩痢消宿食宜作粥薄暮啜之解

煩去睡調理腑臟粟米新熟白花者佳煎
令酸止嘔噦白人膚體如繒帛爲其常用
故人不齒其功水漿至冷婦人懷妊不可
食之食譜所忌也名醫所錄
謹按作漿水之法於淸明日用倉黄
粟米一升淘淨下鍋內以水四斗入
酒一鍾煎至米開花爲度後將柳枝
截短一大把先內鐔中然後貯漿水
於內以苧布封口使出熱氣每日用
柳條攪一次如用去旋加米湯仍前
攪用
之

收 甕罈盛貯

色 青白

味 甘酸

性 温緩

氣 氣厚味薄陽中之陰

臭 腥

主 除霍亂止消渴

合 去黑子方夜以暖漿水洗面用布揩令黑子赤痛水研白檀香取濃汁以

塗之旦又以漿水洗面仍用鷹糞傳上効○合鹽少許熱漬之療手指腫冷即易之○漿水稍醋味者合乾薑屑煎呷之治人霍亂頻有神効及夏月腹肚不調者並瘥○酸漿水合水少許頓服令孕婦易產

禁 妊娠不得食漿水粥令兒骨瘦不成人

忌 勿與李實同食令人霍亂吐利

井華水 無毒

井華水

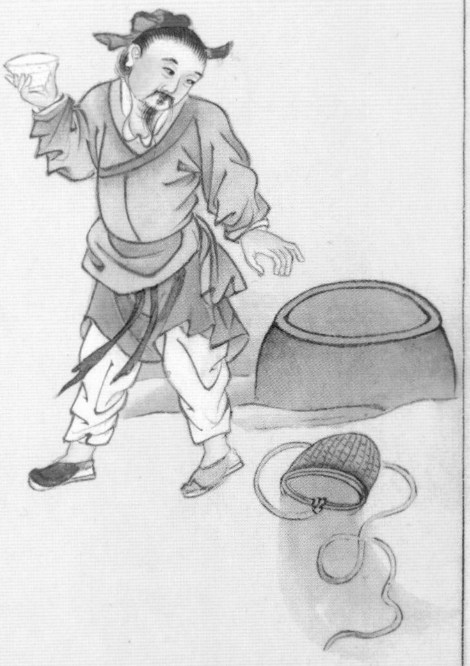

井華水主人九竅大驚出血以水噀面亦主口臭正朝含之吐棄廁下數度即差又令好顏色和朱砂服之又堪鍊諸藥石投酒醋令不腐洗目膚瞖及酒後熱痢名醫所錄

謹按此水乃平旦第一汲者取其清泠澄澈靜而不動得純陰之氣故療疾與諸水有異不爾非謂之井華水也水體雖屬陰汲而動之則不得純陰之性其性既失療疾欲神不可得也噫前人取義深遠於斯可見矣

收 甕器貯之

用 平旦第一汲者

色 白

味 甘

性 平寒

【氣】味厚氣薄陰也

【臭】朽

【主】解熱毒

【治】【療】【別錄云】眼睛無故突出者以新汲水頻易灌漬睛上其睛自入又療馬汗及毛入人瘡腫毒熱痛入腹以冷水浸瘡數易飲好酒立愈

【合】新汲水合蜜飲之治心悶汗出不識人

菊花水 無毒

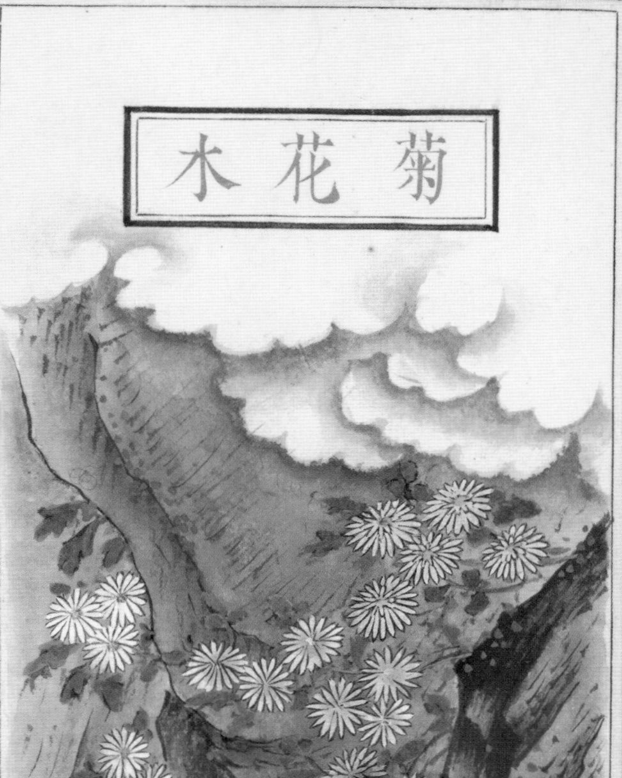

菊花水主除風補衰久服不老令人好顏色肥健益陽道溫中去痼疾名醫所錄

【地】圖經曰出南陽酈縣北潭水其源悉芳菊生被崖水爲菊味盛洪之荊州

記云酈縣菊水太尉胡廣久患風羸常汲飲此水後疾遂瘳此菊甘美廣後收此菊實播之京師處處傳植抱朴子云南陽酈縣山中有甘谷水所以甘者谷上左右皆生甘菊菊花墮其中歷世彌久故水味爲變其臨此谷中居民皆不穿井悉食甘谷水無不壽考故司空王暢太尉劉寬太傅袁隗皆爲南陽太守每到官常使酈縣月送甘谷水四十斛以爲飲食此諸公多患風痹及眩冒皆得愈［衍義］［曰］菊花水本條言南陽酈縣北潭水其源悉芳菊生被崖水爲菊味此說甚怪且菊生於浮土上根深者不過尺百花之中此特淺露水泉莫非深遠而來況菊根亦無香其花當九月

十月間止開三兩旬中焉得香入水也若因花而香其無花之月合如何也殊不詳水自有甘淡鹹苦焉知無有菊味者嘗官於水耀間沿幹至洪門北山下古渠中泉水清澈衆官酌而飲其味與惠山泉水等亦微香世皆未知之烹茶尤相宜由是知泉脉如此非緣浮土上所生菊能變泉味博識之士宜細詳之

時 生無時 採無時

色 白

味 甘

性 温緩

氣 氣厚於味陽中之陰

臭 香

主 風痹

地漿 無毒

地漿

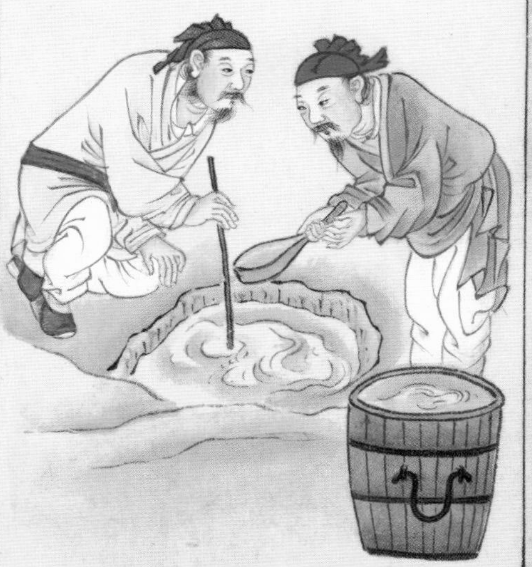

地漿主解中毒煩悶 名醫所錄

地 陶隱居云 此掘地作坎以水沃其中攪令渾濁俄頃取之以解中諸毒山中有毒菌人不識煑食之無不死又楓樹菌食之令人笑不止惟飲此漿皆差餘藥不能救矣

色　土黄

味　甘

性　平寒

氣　氣之薄者陽中之陰

臭　腥

主　熱渴心悶

解　中諸毒及食生肉中毒

臘雪　無毒　附霜

臘雪主解一切毒治天行時氣温疫小兒

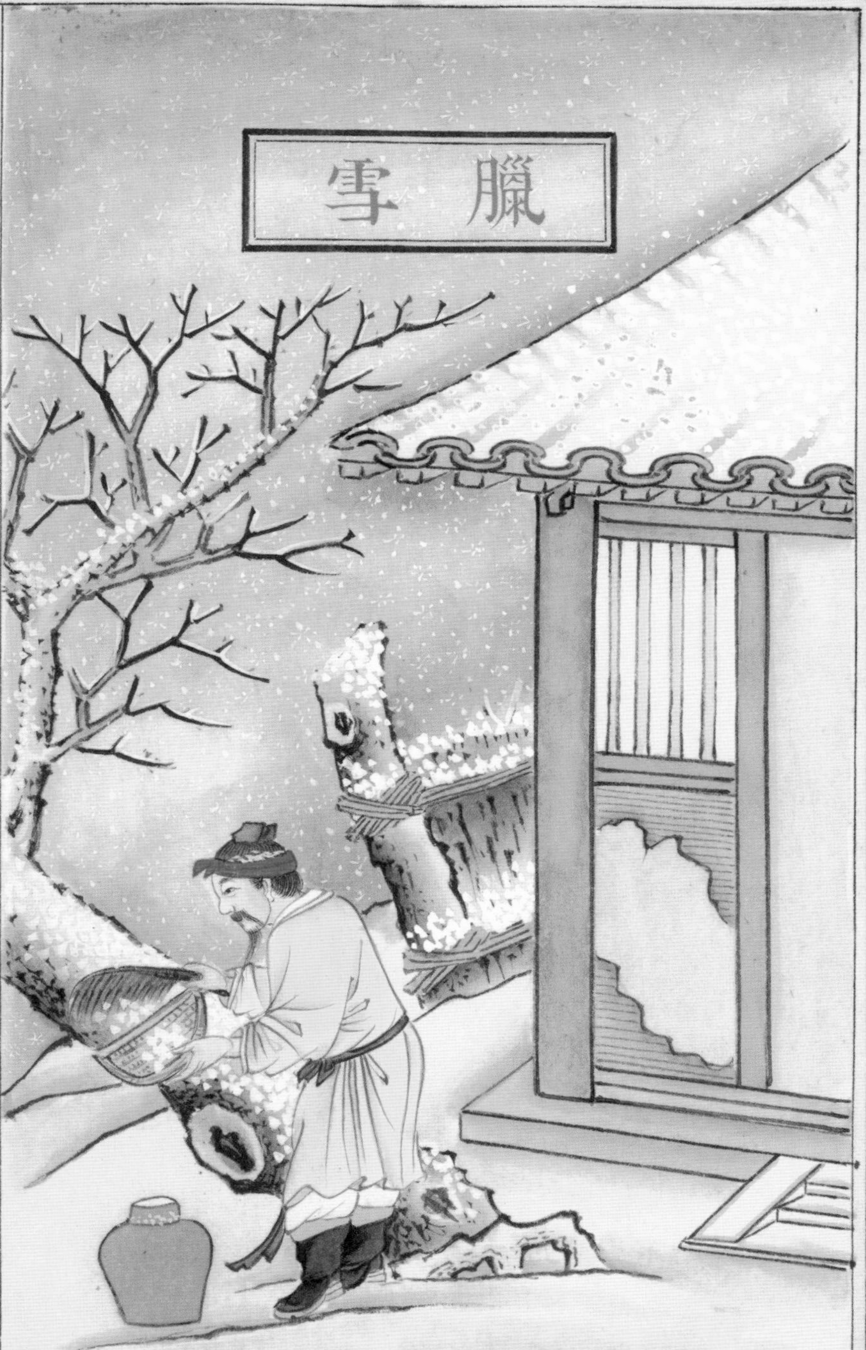

熱瘤狂啼大人丹石發動酒後暴熱黃疸仍小溫服之名醫所錄

謹按大寒節後而雨雪謂之臘雪時當陽氣潛伏寒令大行其花六出乃稟純陰之數故能治一切瘟熱之疾及淹藏果實經年不壞其春雪則易生蟲水亦易敗前人故不收用臘雪之功斯可見矣

【收】磁器收貯

【色】白

【味】甘

性 冷緩

氣 味厚於氣陰也

臭 朽

主 疫癘熱病

合 霜合蚌粉傅治暑月汗漬腋下赤腫及痱瘡

泉水 無毒

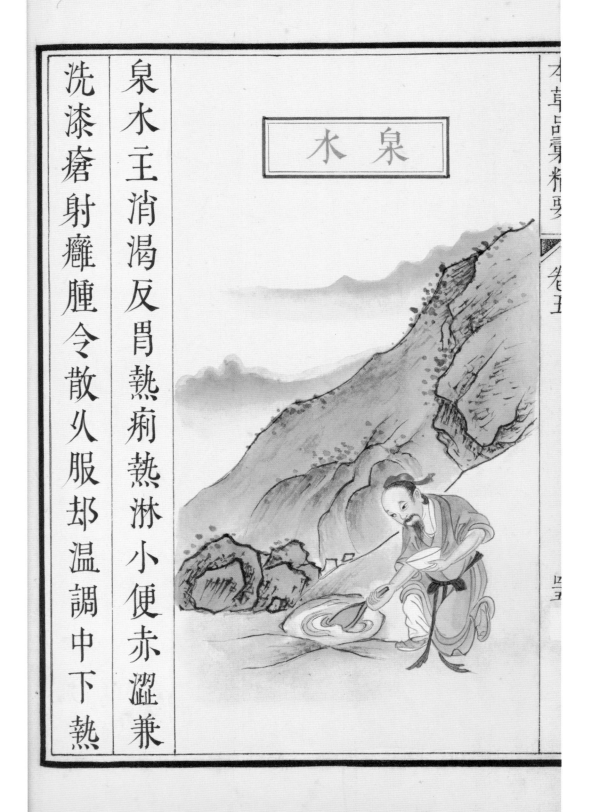

泉水

泉水主消渴反胃熱痢熱淋小便赤澀兼
洗漆瘡射癰腫令散久服却温調中下熱

氣利小便並宜多飲之名醫所錄

【地】謹按水禀壬癸乃天一所生若穴沙石而出者謂之泉水爾雅云一見一否爲瀸泉正出爲濫泉下出爲沃泉仄出爲氿泉此皆泉水發源之名也亦有鑿地取水曰井夫井亦泉耳易所謂改邑不改井井洌寒泉是也其皆得陰寒之性具體玄潔潤下故有療熱解毒之功若男女心腹有疾取新汲者互相授受飲之得陰陽從治之義臘日以椒投井而飲水亦歲旦屠蘇之意爾用者當以類分可也

【時】【生】無時
【採】無時

【用】新汲者

【味】甘

【性】平寒

【氣】味厚於氣陰也

【臭】朽

【主】解煩渴消癰腫

【治】【療】【別錄】云患心腹冷病者若男子病令女人以一杯與飲女子病令男子以一杯與飲又主食魚肉爲骨所鯁取一杯水合口向水張口取

水氣鯁當自下及人忽被墜損腸
出以冷水噴之令身噤腸自入也
又臘日夜令人持椒井傍毋與
人語內椒井中服此水去瘟氣
禁
不用停污濁煖非直無効固亦損人

半天河 無毒

半天河

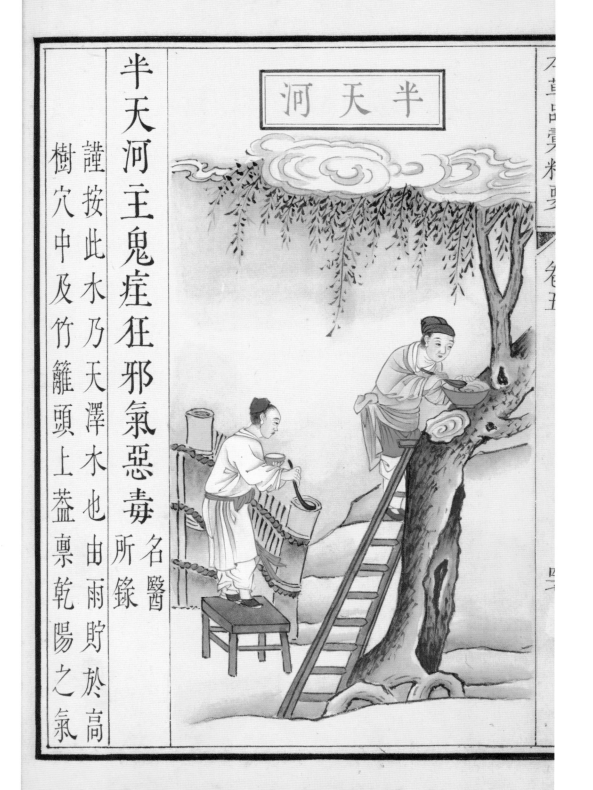

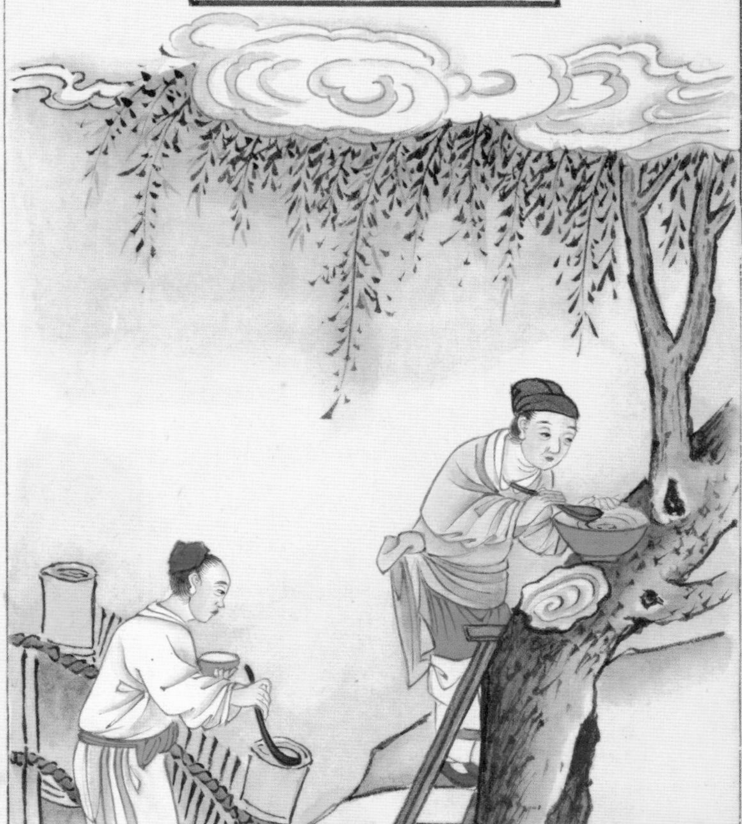

半天河主鬼疰狂邪氣惡毒 名醫所錄

謹按此水乃天澤水也由雨貯於高樹穴中及竹籬頭上蓋稟乾陽之氣

謂之半天河故能鎮心殺鬼也若諸
水聚於地者得坤陰之性治療於此
有别用用之當各
適其宜可也

時 生無時 採無時

用 水

色 白

性 微寒

氣 氣之薄者陽中之陰

主 殺鬼精除邪氣

【治】療【陶隱居】云洗諸瘡用之【藥性論】云
能殺鬼精恍惚妄語勿令知之與
飲瘥【日華子】云主蠱毒【陳藏器】云
在槐樹穴間者療諸風及惡瘡風
瘙疥痒亦温取洗瘡【別錄】云身體
白駁取樹木孔中水洗之搗桂屑
唾和傳駁上日三白駁者
浸淫漸長似癬但無瘡也

熱湯
無毒附繅絲湯
麻沸湯燖豬湯

熱湯

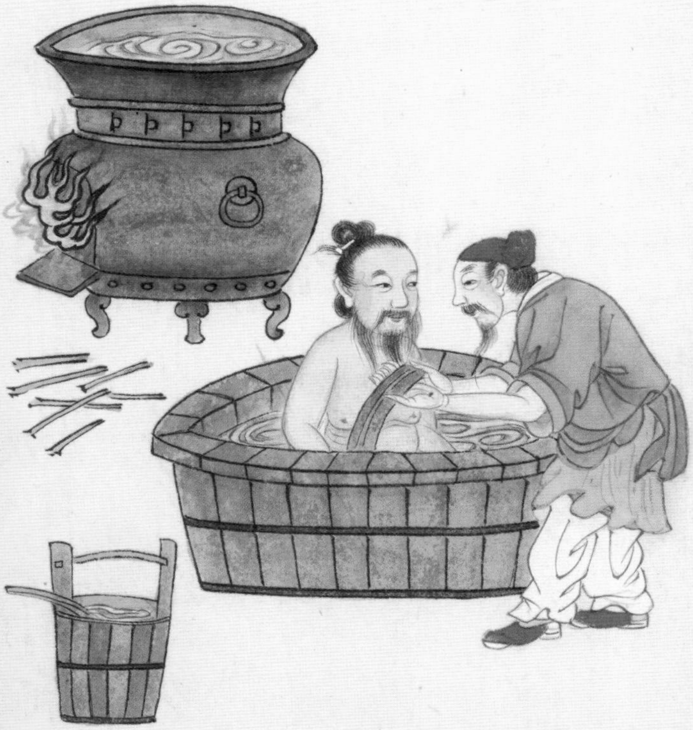

熱湯主忤死先以衣三二重藉忤死人腹上乃取銅器若瓦器盛湯著衣上湯冷者去

衣大冷者換湯卽愈又霍亂手足轉筋以銅器若甆器盛湯熨之亦可令蹋器使脚底熱徹亦可以湯酹之冷則易用醋煑湯更良煑蓼子及吳茱萸汁亦好以綿絮及破毡襯脚以湯淋之貴在熱徹又繅絲湯無毒主蛔蟲熱取一盞服之此煑繭汁爲其殺蟲故也又燖豬湯無毒主產後血刺心痛欲死取一盞溫服之名醫所錄

謹按水經火煎作沸者謂之湯也衍義曰助陽氣通經絡用以熨治風冷氣痺等疾正合內經所謂寒因熱用之意抑考朱丹溪云繰絲湯屬火有陰之用能瀉膀胱水中相火使清氣上朝於口而止消渴也又成無已云瀉心湯用麻沸湯漬服者取其氣薄而洩虛熱也觀此厥有旨矣用者審之

治　療陳藏器云凡初覺傷寒三日內但取熱湯飲之候吐則止可飲一二升隨吐汗出瘥重者亦減半又凍瘡不瘥者熱湯洗之效衍義曰熱湯助陽氣行經絡患風冷氣痺人多以湯濮脚至膝上厚覆使汗出

周身然別有藥亦終假湯氣而行也四時暴洩痢四肢冷臍腹疼深湯中坐浸至腹上頻頻作生陽佐藥無速於此虛寒人始坐湯中必戰仍常令人伺守可也別錄云風疾數年不效者掘坑令患者解衣坐於坑內遂以熱湯上淋之良久復以簟蓋之瘥

石之土

白堊無毒　土生

白堊

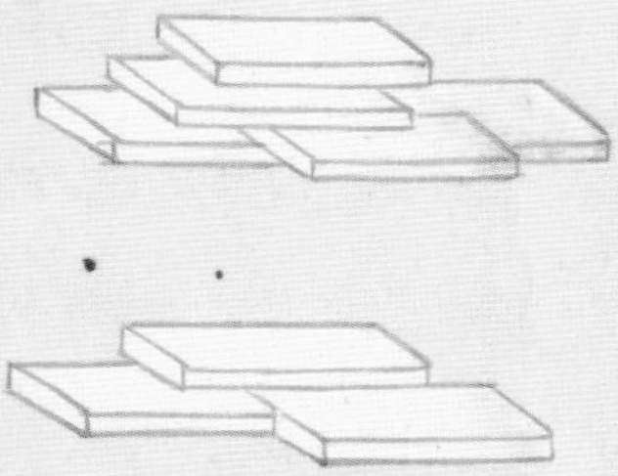

白堊烏恪切出神農本經主女子寒熱癥瘕月閉積聚以上朱字神農本經陰腫痛漏下無子洩痢以上黑字名醫所錄

名 白善土

地 圖經曰 生邯鄲山谷及始興小桂縣晉陽鄉有白善今處處有之即畫家所用者多而且賤醫方亦稀用之又云大次之山其陽多堊又北山經天池之山其中多黃堊及中山經葱聾之山其中有大谷多白黑青黃堊注云言有雜色之堊也然堊有五色入藥惟白者佳 衍義曰 白堊即白善土京師謂白土子截成方寸叚鬻以浣衣也

時 生無時 採無時

用 白者爲佳

色 白

味 苦辛

性 温洩

氣 氣厚味薄陽中之陰

臭 朽

主 破癥瘕止洩痢

製 雷公云入藥勿用色青并底白者凡使先擣細三度篩過入鉢中研之然後將鹽湯飛過晾乾每修事白堊二兩用白鹽一分投於斗水中用銅器物內沸十餘沸然後水飛過白堊免結澀人腸也或入藥燒用

治 療 藥性論云調女子血結月候不通能澀腸止痢溫煖 日華子云 止瀉痢痔瘻洩精女子子宮冷男子水臟冷鼻洪吐血

合 王瓜等分爲末湯調二錢服療頭痛

禁 不入湯久服傷五臟令人羸瘦

贗 白蘞爲僞

木之土

冬灰 無毒附荻灰桑薪灰青蒿灰柃灰

冬灰

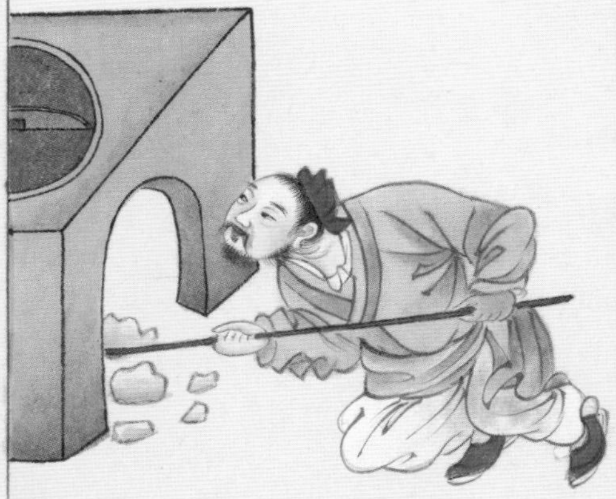

冬灰主黑子去肬音尤息肉疽蝕疥瘙神農本經

名 藜灰

地 圖經曰出方谷川澤即今浣衣黃灰爾燒諸蒿藜積聚鍊作之性甚烈又荻灰尤烈欲銷黑痣肬贅取此三種灰和水蒸以點之即去不可廣用爛

人皮肉唐本注云桑薪灰最入藥用療黑子肬贅功勝冬灰用煑小豆大下水腫然冬灰本是藜灰餘草不眞又有青蒿灰燒蒿作之柃灰燒木葉作之並入染用亦堪蝕惡肉柃一作苓字衍義曰冬灰諸家止解灰而不解冬亦其闕也諸灰一烘而成惟冬灰則經三四月方徹鑪此灰既朝夕燒灼其力得不全燥烈乎又體益重今一爇而成者火力爲劣其體則輕故不及冬灰也若古緊面少容方中用九燒益母灰蓋取此義爾諸方中用桑灰自合依本法既用冬灰則須爾

用

經冬三月者佳

色 青白

味 辛

性 微温散

氣 氣之厚者陽也

臭 朽

主 去黑子蝕惡肉

治 療陳藏器云桑灰去風血癥瘕塊及木瘡淋取釅汁作飲服三五升

合 餅爐中灰細羅脂麻油調療湯火灼以羽掃不得着木仍避風 ○ 桑灰汁

合鼈一頭治如食法同煎如泥和諸
癥瘕藥重煎堪丸衆手捻成日服十
五丸療癥瘕痃
癖無不瘥者

水之木

青琅玕 無毒附瑠璃玻瓈 石生

青琅玕

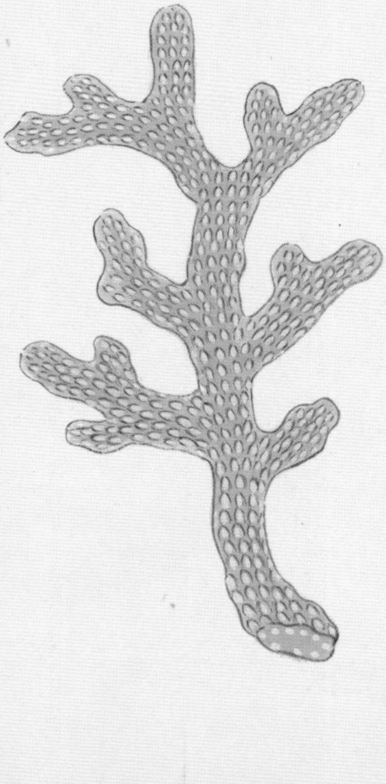

青琅玕 出神農本經 主身癢火瘡癰傷疥瘙死肌 以上朱字神農本經 白禿侵淫在皮膚中煑鍊服之起陰氣可化爲丹 以上黑字名醫所錄

名 石珠 青珠

地 圖經曰青琅玕生蜀郡平澤及嶲 音髓 州西烏白蠻中于闐國蘇恭云琅玕乃有數種是瑠璃之類火齊寶也火齊珠名琅玕五色惟青者入藥爲勝秘書中有異魚圖載琅玕青色生海中云海人於海底以網挂得之初出水紅色久則青黑枝柯似珊瑚而上有孔竅如蟲蛀擊之有金石之聲爾

雅云西北之美者有崑崙墟之璆琳琅玕焉孔安國郭璞皆以爲石之似珠者山海經云崑崙山有琅玕若然是石之美者明瑩若珠之色而其狀森植爾大抵古人謂石之美者多謂之珠廣雅謂瑠璃珊瑚皆珠也故本經一名青珠亦此義也抑考之琅玕出海中以其色瑩如珠故蘇云瑠璃火齊之類實非瑠璃也葢瑠璃火成人爲之物此則天然成者其不同也明矣况皇極經世云水之木珊瑚之類正此是也葢珎瑰之物山海谷俱産焉

時

生無時

採無時

質 類珊瑚色青而有孔

色 青白

味 辛

性 平散

氣 氣之薄者陽中之陰

臭 朽

主 火瘡止癢

助 得水銀良

【反】畏雞骨

【治】【療】日華子云玻璃安心止驚悸明目磨翳障【陳藏器云】瑠璃主身熱目赤以水浸冷熨之

【解】殺錫毒

二十種陳藏器餘

玉井水味甘平無毒久服神仙令人體潤毛髮不白出諸有玉處山谷水泉皆有猶潤於草木何况於人乎夫人有髮毛如山

之草木故山有玉而草木潤身有玉而毛髮黑異類云崑崙山有一石柱柱上露盤盤上有玉水溜下土人得一合服之與天地同年又太華山有玉水人得服之長生玉既重寶水又靈長故能延生之望今人近山多壽者豈非玉石之津乎故引水爲玉證

碧海水味鹹小温有小毒煑浴去風瘙疥

癖飲一合吐下宿食臚脹夜行海中撥之
有火星者鹹水色既碧故云碧海東方朔
十洲記云
秋露水味甘平無毒在百草頭者愈百疾
止消渴令人身輕不饑肌肉悅澤亦有化
雲母成粉朝露未晞特拂取之栢葉上露
主明目百花上露令人好顏色露即一般
所在有異主療不同

甘露水味甘美無毒食之潤五臟長年不饑神仙緣是感應天降祐兆人也

繁露水是秋露繁濃時也作盤以收之煎令稠可食之延年不饑五月五日取露草一百種陰乾燒爲灰和井華水重鍊令白釅醋爲餅腋下挾之乾即易主腋氣臭當抽一身間瘡出即以小便洗之續齊諧記云司農鄧沼八月朝入華山見一童子以

五綵囊承取栢葉下露露皆如珠云赤松先生取以明目今人八月朝朝作露華明像此也漢武帝時有吉雲國有吉雲草食之不死日照草木有露著皆五色東方朔得玄露青黃二露各盛五合帝賜群臣老者皆少病者皆除東方朔曰日初出處露皆如糖可食漢武帝洞冥記所載今時人煎露亦如糖久服不饑呂氏春秋云水之

美者有三危之露爲水即味重於水也六天氣服之令人不饑長年美顏色人有急難阻絕之處用之如龜蛇服氣不死陽陵子明經言春食朝露日欲出時向東氣也秋食飛泉日沒時向西氣也冬食沆瀣北方夜半氣也夏食正陽南方日中氣也并天玄地黃之氣是爲六氣亦言平明爲朝露日中爲正陽日入爲泉飛夜半爲沆

瀣及天地玄黃爲六氣皆令人不饑延年無疾者人有墮穴中穴中有蛇蛇每日作此氣服之其人旣見蛇如此依蛇時節饑時便服又卽倣蛇日日如之經乆漸漸有驗卽體輕健似能輕舉啟蟄之後人與蛇一時躍出焉

梅雨水洗瘡疥滅瘢痕入醬令易熟沾衣便腐澣垢如灰汁有異佗水江淮已南地

氣旱濕五月上旬連下旬尤甚月令土潤溽暑是五月中氣過此節已後皆須曝書漢崔寔七夕暴書阮咸焉能免俗蓋此謂也梅沾衣皆以梅葉湯洗之脫也餘並不脫

醴泉味甘平無毒主心腹痛疰忤鬼氣邪穢之屬並就泉空腹飲之時代昇平則醴泉涌出讀古史大有此水亦以新汲者佳

止熱消渴及反胃腹痛霍亂爲上

甘露蜜味甘平無毒主胸膈諸熱明目止渴生巴西絕域中如餳也

漢武帝立金莖作仙人掌承露盤取雲表之露服食以求仙

冬霜寒無毒團食者主解酒熱傷寒鼻塞酒後諸熱面赤者

雹主醬味不正當時取一二升醬甕中即如本味也

溫湯主諸風筋骨攣縮及皮頑痹手足不遂無眉髮疥癬諸疾在皮膚骨節者入浴浴乾當太虛憊可隨病與藥及飯食補養自非有他病人則無宜輕入又云下有硫黃卽令水熱硫黃主諸瘡病水亦宜然水有硫黃臭故應愈諸風冷爲上當其熱處大可燖豬羊

夏冰味甘太寒無毒主去熱煩熱熨人乳

石發熱腫暑夏盛熱食此應與氣候相反便非宜人或恐入腹冷熱相激卻致諸疾也食譜云凡夏用冰正可隱映飲食令氣冷不可打碎食之雖腹當時暫快久皆成疾今氷井西陸朝覿出之須賜官宰應悉此淮南子亦有作法又以凝水石爲之皆非正氷也

方諸水味甘寒無毒主明目定心去小兒

熱煩止渴方諸大蚌也向月取之得三二合水亦如朝露陽燧向日方諸向月皆能致水火也周禮明諸承水於月謂之方諸陳饌明水以爲玄酒酒水也

乳穴中水味甘温無毒久服肥健人能食體潤不老與乳同功近乳穴處人取水作食釀酒則大有益也其水濃者秤重他水煎上有鹽花此眞乳液也所爲穴中有魚

出魚部中
水花平無毒主渴遠行山無水處和苦栝
蔞爲丸朝預服二十丸永無渴亦人殺野
獸藥和狼毒皂莢礬石爲散揩安獸食餘
肉中當令不渴渴恐飲水藥解名水沫江
海中間久沫成乳石故如石水沫猶輭者
是也
赤龍浴水小毒主瘕結氣諸瘕惡蟲入腹

及咬人生瘡者此澤間小泉赤蛇在中者
人或遇之經雨取水服及人浴蛇有大毒
故以爲用也
糧罌中水味辛平小毒主鬼氣中惡疰忤
心腹痛惡夢鬼神進一合多飲令人心悶
又云洗眼見鬼未試害蚘蟲其淸澄久逺
者佳古塚云文蘧留餘節瓜毒潰屍言此
二物不爛餘皆成水北人呼糧罌爲食罌

也

甑氣水主長毛髮以物於炊飲飯時承取沐頭令髮長密黑潤不能多得朝朝梳小兒頭漸漸覺有益好

千里水及東流水味平無毒主病後虛弱湯之萬過煑藥禁神驗二水皆堪盪滌邪穢煎煮湯藥禁呪鬼神潢汙行潦尚可薦羞王公況其靈長者哉蓋取其潔誠也本

經云東流水爲雲母所畏煉雲母用之與
諸水不同即其效也

本草品彙精要卷之五

本草品彙精要卷之六

玉石部下品之下

六種名醫別錄黑字

七種唐本先附注云唐附

一十二種宋本先附注云宋附

一種今分條

三種今補

一十五種陳藏器餘

已上總四十四種

內一十五種今增圖

自然銅 宋附　金牙　銅鑛石 唐附今增圖

銅弩牙 今增圖　金星石 宋附銀星石附　特生礜石 今增圖

握雪礜石 唐附今增圖　梁上塵 唐附今增圖　土陰孽 今增圖

鍜竈灰 竈突墨竈熱灰附今增圖　淋石 宋附　礞石 宋附今增圖

薑石 唐附麤理黃石水中圓石附　麥飯石 原附薑石下今分條　井泉石 宋附

蒼石 今增圖　花乳石 宋附　石蠶 宋附今增圖

市門衆人溺坑中水　鹽膽水

水氣　塚井中水　陰地流泉

銅器蓋食器上汗　炊湯

諸水有毒

本草品彙精要卷之六

玉石部下品之下

石之金

自然銅　石生

信州自然銅

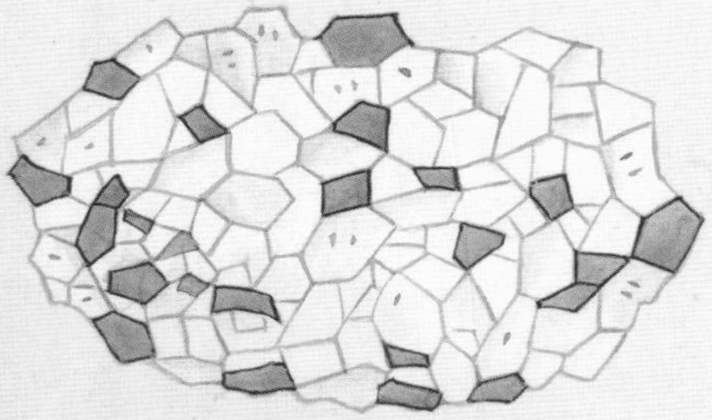

鍮石

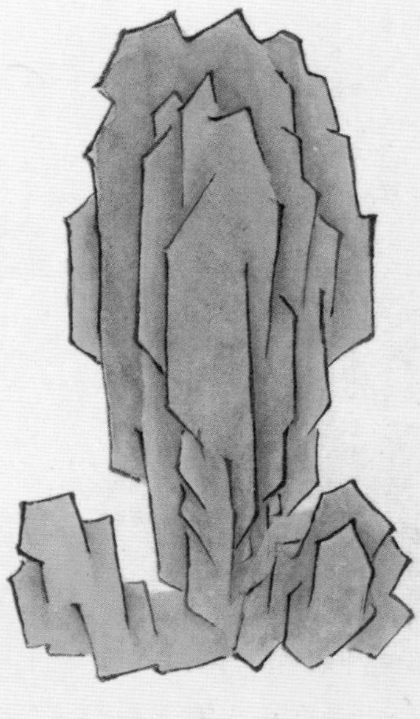

火山軍自然銅

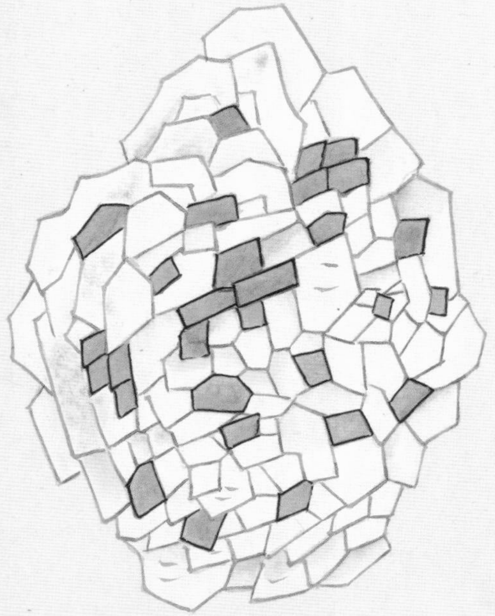

自然銅主療折傷散血止痛破積聚名醫所錄

名 石髓鉛

地 圖經曰生邕州山巖中出銅處今信州火山軍皆有之於銅坑中及石間採之方圓不定其色青黃如銅不從鑛鍊故號自然銅今信州出一種如亂銅絲狀云在銅鑛中山氣熏蒸自然流出亦若生銀如老翁鬚之類入藥最好火山軍者顆塊如銅而堅重如石醫家謂之鉐石用之力薄今南方醫者說自然銅有兩三體一體大如麻黍或多方解纍纍相綴至如斗大者色煌煌明爛如黃金鍮石最上一體成塊大小不定亦光明而赤一

體如薑鐵屎之類又有如不冶而成者形大小不定皆出銅坑中擊之易碎有黃赤有青黑者鍊之乃成銅據如此說雖分析頗精而未見似亂絲者又云今市人多以鍮石爲自然銅燒之皆成青焰如硫黃者是也此亦有二三種一種有殼如禹餘糧擊破其中光明如鑒色黃類鍮石也一種青黃而有墻壁或文如束針一種碎理如摶砂者皆光明如銅色多青白而赤少者燒之皆成煙焰頃刻都盡今醫家多誤以此爲自然銅市中所貨往往是此自然銅用多須鍛此乃畏火不必形色只此可辯也〔雷公云〕石髓鉛卽自然銅也凡使勿用方金牙其方金牙眞似石髓鉛若誤餌吐

殺人其石髓鉛丹似乾銀泥別錄云自然銅出信州鉛山縣銀場銅坑中深處有銅鑛多年鑛氣結成似馬氣勃丹紫重食之苦澀是真自然銅今人只以大碗石爲自然銅誤也別說云今辰州川澤中出一種形圓似蛇含大者如胡桃小者如栗外有皮黑丹光潤破之與鉐石無別但比鉐石不作臭氣耳入藥用之殊驗

時　生無時

質　類方金牙

色　青黃

味 辛

性 平

氣 氣之薄者陽中之陰

臭 腥

主 筋骨折傷

製 雷公云如採得先搥碎同甘草湯煑一伏時至明漉出攤令乾入臼中擣了重篩過以醋浸一宿至明用泥六兩鹽一兩令勻名爲六一泥固封甆合子約盛二升已來於文武火中養三日夜纔乾便用蓋蓋了泥固火鍛

兩伏時去土抉蓋研如粉用
若修事五兩以醋兩鎰爲度

【治】【療】日華子云排膿消瘀血續筋骨

【合治】合酒磨服治產後血邪安心止驚悸
○研極細末水飛過合當歸沒藥各
五分酒調頓服療打撲損
服藥後仍以手摩痛處

【贗】方金牙及大碣石爲僞誤服吐殺人
鉅石燒之有臭氣亦爲僞

石之石

金牙 無毒　石生

金牙

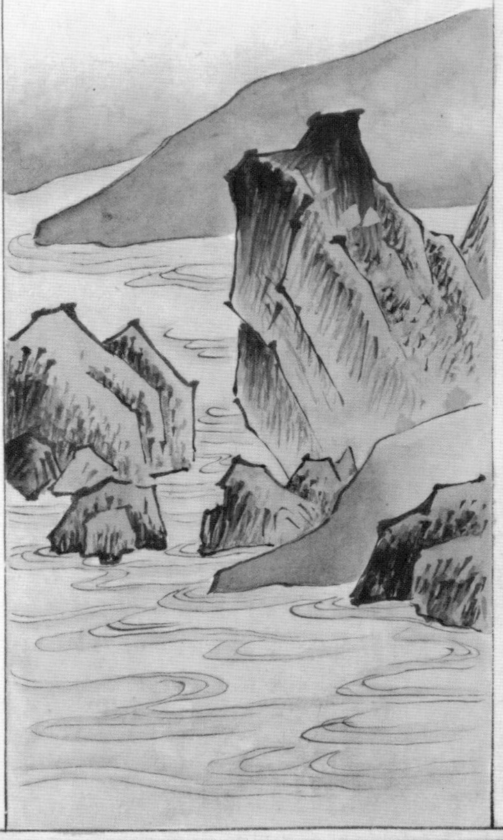

金牙主鬼疰毒蠱諸疰名醫所錄

地 圖經曰生蜀郡今雍州亦有之此物出於溪谷在蜀漢江岸石間打出者內即金色岸摧入水年久者多黑葛仙翁有大小金牙酒孫眞人有大小金牙散用者是也又有銅牙亦相似而外黑色方書少見用者 唐本注云

金牙離本處入土水中久皆色黑不可謂之銅牙也此出漢中金牙湍湍兩岸入石間打出者內即金色岸摧入水久者皆黑近南山溪谷茂州維州亦有勝於漢中者【衍義曰】金牙今方家絕可用以此故商客無利不販賣醫者由是委而不用兼所出惟蜀郡有之蓋亦不廣也

【時】【生】無時

【用】金色者佳

【色】赤

【味】鹹

【性】輭

【氣】味厚於氣陰也

【臭】朽

【主】舒筋骨暖腰膝

【合治】燒赤合酒浸服之治一切風筋骨攣急腰腳不遂者並良 ○ 燒赤淬酒去麄淬溫飲之治一切冷風氣暖腰膝補水臟除驚悸及小兒驚癇 ○ 以四兩擣末別盛練囊合細辛地膚子莽草乾地黃蒴藋根防風附子茵芋續斷蜀椒各四兩獨活一斤十一物皆薄切并金牙共內大絹囊中以清酒

四斗漬之窖泥器口四宿酒成矣溫服二合日三漸增之療風痓百病虛勞濕冷緩痺不仁不能行步用之多効

石之石

銅鑛石 有小毒　石生

銅鑛石

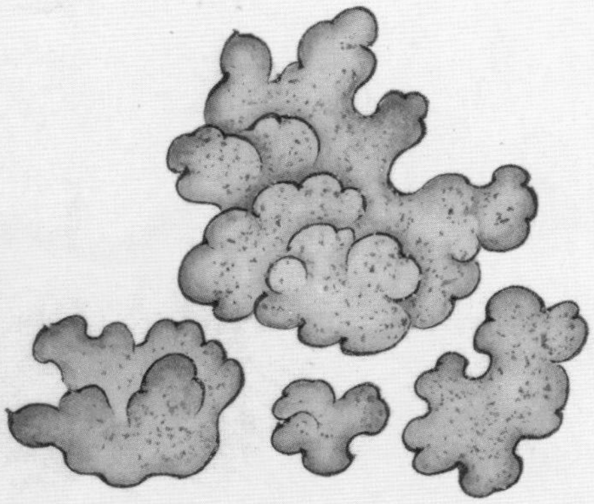

銅鑛石主疔腫惡瘡驢馬脊瘡臭腋石上水磨取汁塗之其疔腫末之傅瘡上良名醫所錄

【地】【別錄】云此石出蜀郡銅鑛中夾土石而生狀如薑石而有銅星鎔取銅者是也

【時】【生】無時

【用】有銅星者佳

【色】黃赤

【味】酸

【性】寒

【氣】味厚於氣陰也

【臭】腥

【主】瘡腫

【製】磨汁或研細用

石之金

銅弩牙 微毒

銅弩牙

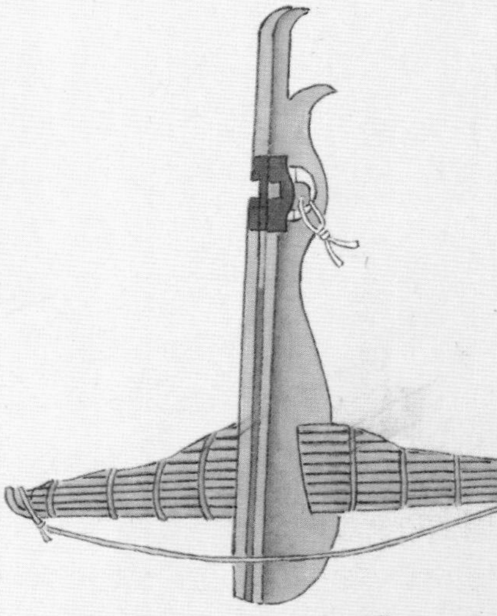

銅弩牙主婦人產難血閉月水不通陰陽膈塞名醫所錄

【地】陶隱居云即今之所用射者是也取燒赤內酒中飲汁得古者彌勝按南越志云唐時龍川嘗有銅弩牙流出水皆銀黃雕鏤取以製弩

【用】年久者良

【色】黃

【性】平

【氣】氣之薄者陽中之陰

【治】療別錄云療小兒吞珠璫錢而哽銅弩牙燒令赤內水中冷飲其汁立出

【合治】銅弩牙燒赤投醋三合良久頓服令妊娠易產○又燒赤內酒中飲之療誤吞銅鐵而哽者立愈

石之石

金星石 無毒附銀星石　土生

并州金星石

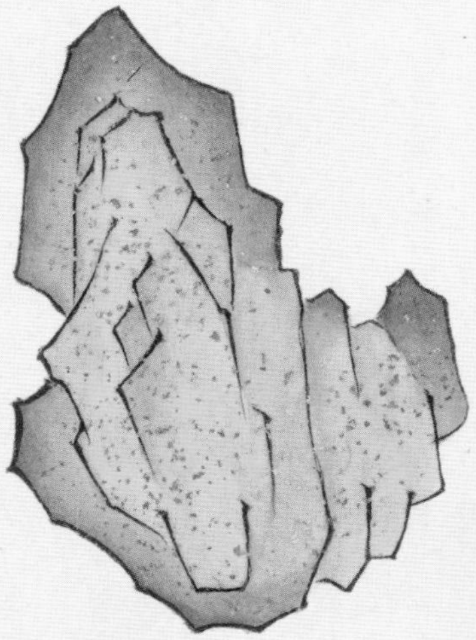

并州銀星石

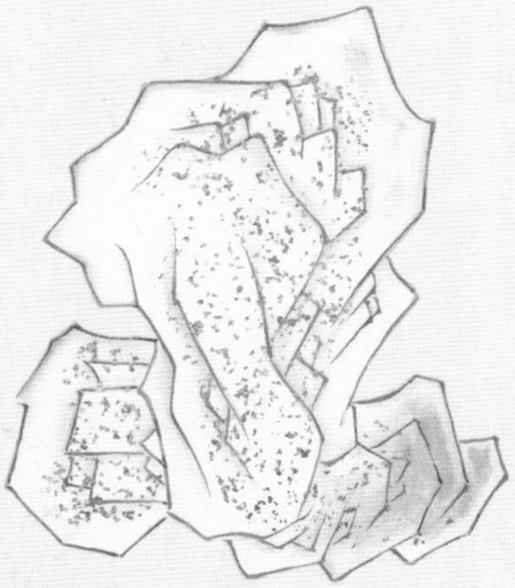

濠州銀星石

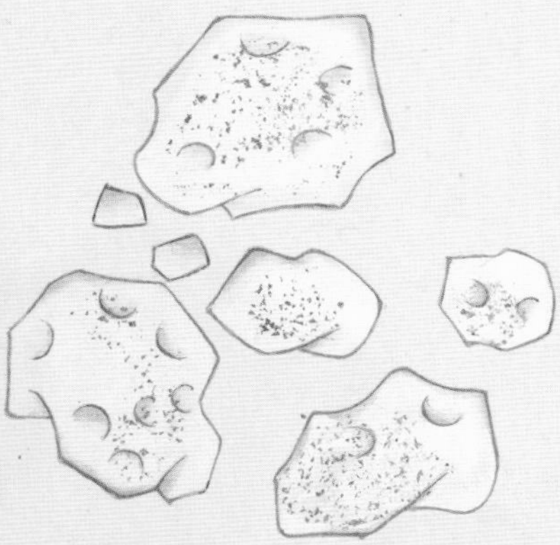

金星石主脾肺壅毒及主肺損吐血嗽血下熱涎解衆毒又有銀星石主療與金星石大體相似名醫所錄

【地】圖經曰生并州濠州又有一種銀星石然其色不同而體性亦相似也衍義曰金星石於蒼石內外有金色麩片銀星石有如銀色麩片又一種深青色堅潤中有金色如麩片不入藥工人碾爲器或首飾多用之

【時】採無時

【用】蒼色有金星者爲佳

【色】蒼

【味】淡

【性】寒

【氣】氣之薄者陽中之陰

【臭】朽

【主】清肺熱止吐血

【製】火鍛研細水飛用

【治】【療】【衍義曰】去大風疾

解 諸毒

石之石

特生礜石 有毒

特生礜石

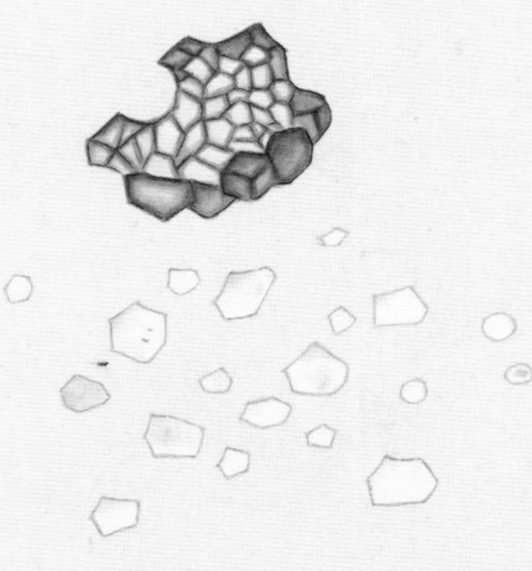

特生礜石主明目利耳腹內絕寒破堅結
及鼠瘻殺百蟲惡獸久服延年名醫所錄

【名】蒼礜石　鼠毒

【地】圖經曰生西域及梁州陶隱居云舊鸛巢中者最佳鸛常入水冷故取以壅卵令熱今不可得惟用出漢中者其外形紫赤色內白如霜中央有臼形狀如齒者佳大散方云又出荊州新城郡房陵縣縹白色爲好用之亦先以黃土包燒之令玉壺諸丸用此仙經不云特生則止是前白礜石耳唐本注云陶所說特生云中如齒臼形者是今出梁州北馬道戍澗中亦

有之形塊大於白礜石而肌粒大數倍乃如小豆許白礜石粒細若粟米耳**衍義曰**特生礜石并礜石博物志及陶隱居皆言此二石鸛取以壅卵如此則是一物也隱居又言仙經不云特生則止是前白礜石今補注但隨文解義不見特生之意蓋二條止是一物但以特生不特生為異耳所謂特生者不附着他石為特耳今用者絕少惟兩字礜石入藥然極須慎用其毒至甚及言鸛巢中者恐為謬說況鸛巢中皆無此石乃曰鸛常入水冷故取以壅卵如此鸕鷀鴈鶩之類皆食於水亦自繁息生化復不用此亦不必泥於鸛巢中者也

【時】【採】無時

【用】獨生不附石者良

【色】外紫赤內白

【味】甘

【性】温緩

【氣】氣之厚者陽也

【臭】臭

【反】畏水

【製】火鍊用

石之石

握雪礜石 無毒 石生

握雪礜石

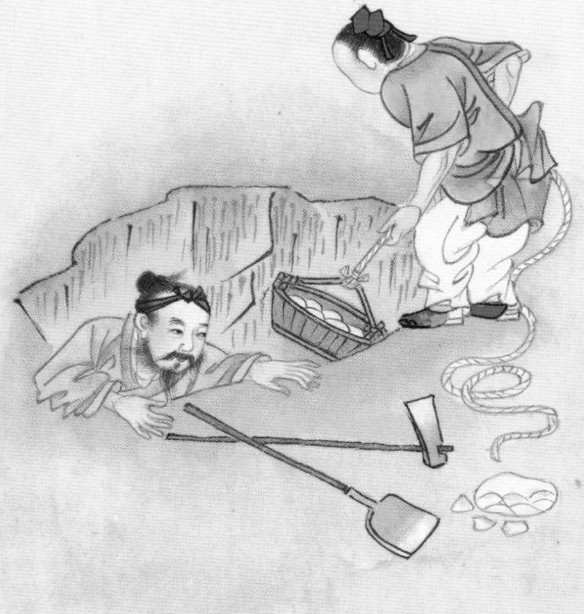

握雪礜石主痼冷積聚輕身延年多食令人熱（名醫所錄）

【名】化公石

【地】〔圖經曰〕出徐州西宋里山入土丈餘於爛土石間黃白色細輭如麪一名化公石又名石腦考之中品自有石腦一條但所產雖同而主療甚別似乎重出於此正如徐長卿一名鬼督郵之類也

【時】〔採〕無時

【用】細輭如麪者佳

【色】黃白

【味】甘

【性】温緩

【氣】氣之厚者陽也

【臭】朽

【主】冷疾

【製】研細用

梁上塵 無毒

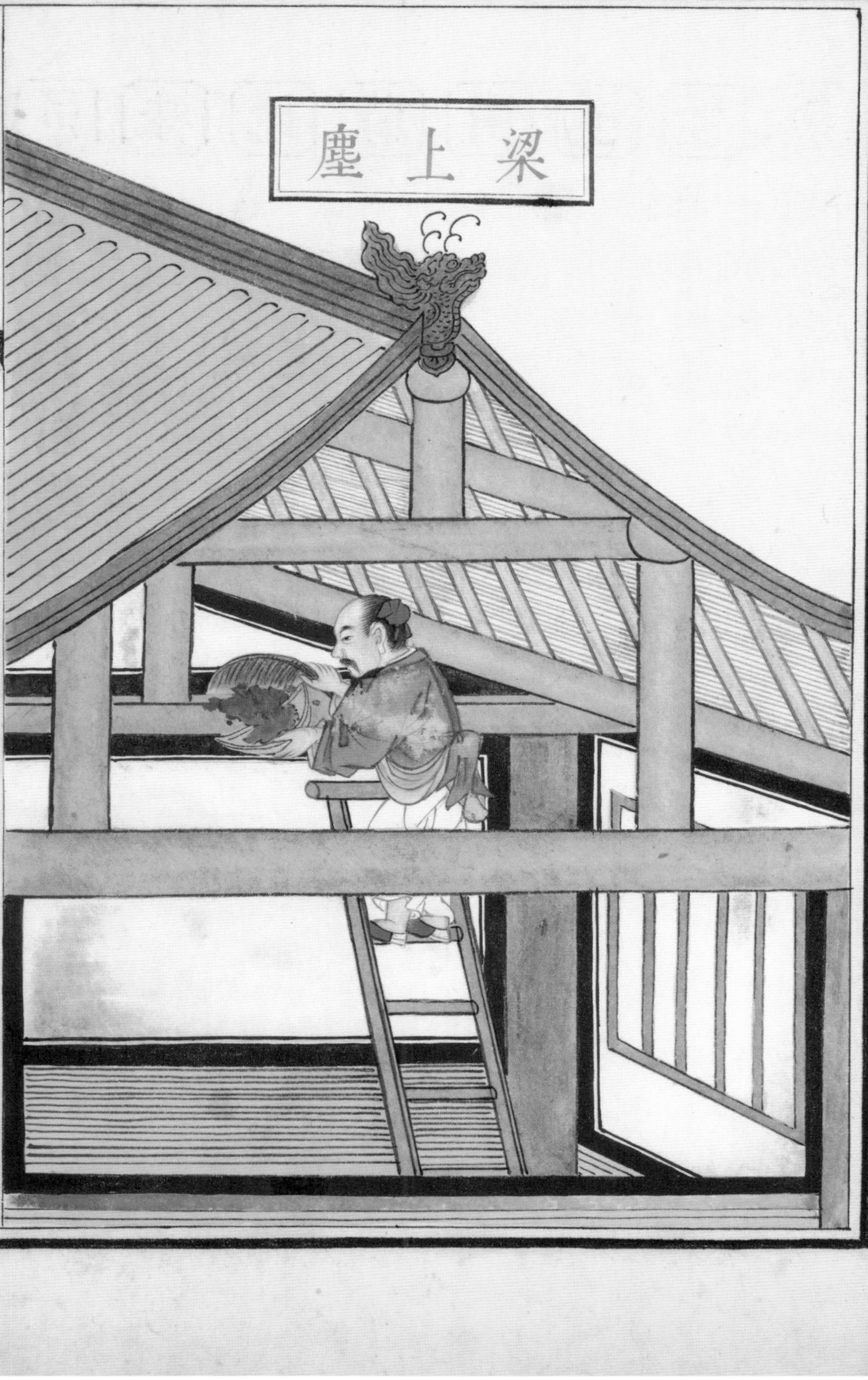
梁上塵

梁上塵主腹痛噎中惡鼻衄小兒軟瘡名醫所錄

地 處處梁上皆有之

時 採 無時

用 遠去烟火者佳

色 黑

性 平微寒

氣 氣之薄陽中之陰

【臭】朽

【主】止衄

【製】雷公云凡使須去烟火遠者高堂殿上拂下篩用之

【治】療別錄云小便不通及胞轉者取梁上塵三指撮以水服之瘥及自縊死者用梁上塵如大斗許各內一筒中四人各一筒同時及力吹兩耳鼻即活

【合】合醋和塗姤乳亦治陰腫○合竈突煤二味酒服方寸匕療婦人日月未足而欲產○合葵莖等分醋和傳癰腫○合酒服方寸匕療橫生不可出

及倒產○合油餅中滓療小兒頭瘡
先以皂莢湯洗淨塗之瘥

石之土

土陰孽 無毒 土生

土陰孽

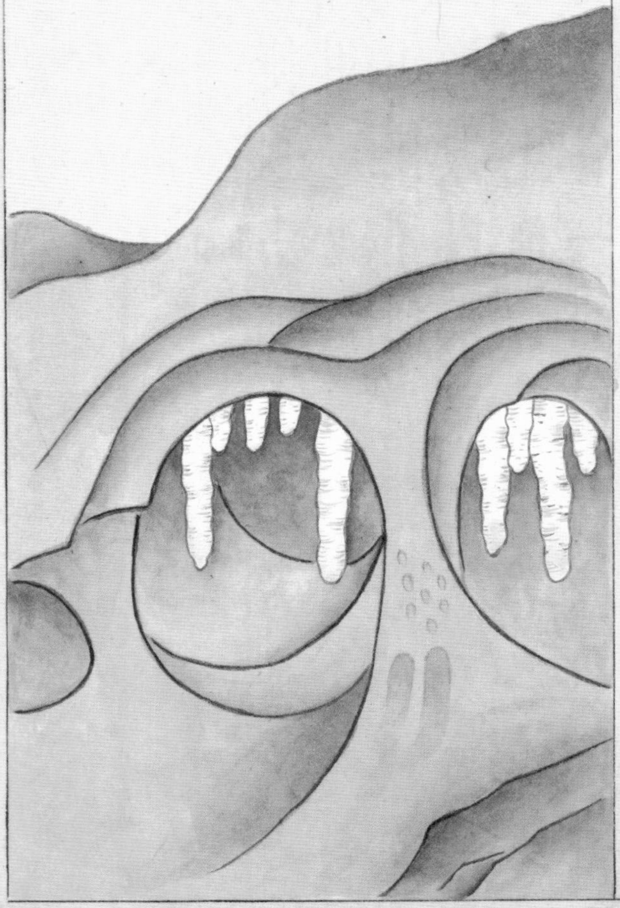

土陰孽主婦人陰蝕大熱乾痂名醫所錄

地 圖經曰生高山崖上之陰色白如脂

陶隱居云此猶似鍾乳孔公孽之類故亦有孽名但在崖上耳

唐本注云此即土乳是也出渭州鄣縣三交驛西北坡平地土窟中見有六十餘坎是昔人所採之處土人云服之亦同鍾乳而不發熱陶及本經俱云在崖上此說非也今渭州不復採用別本注云此則土脂液也生於土穴狀如殷孽故名土陰孽也

時 採無時

用 如脂白者爲好

質　狀如殷孽
色　白
味　鹹
性　輭
氣　味厚於氣陰也
臭　朽
製　研細用

鍛竈灰　無毒附竈突
墨竈中熱灰

鍜竈灰

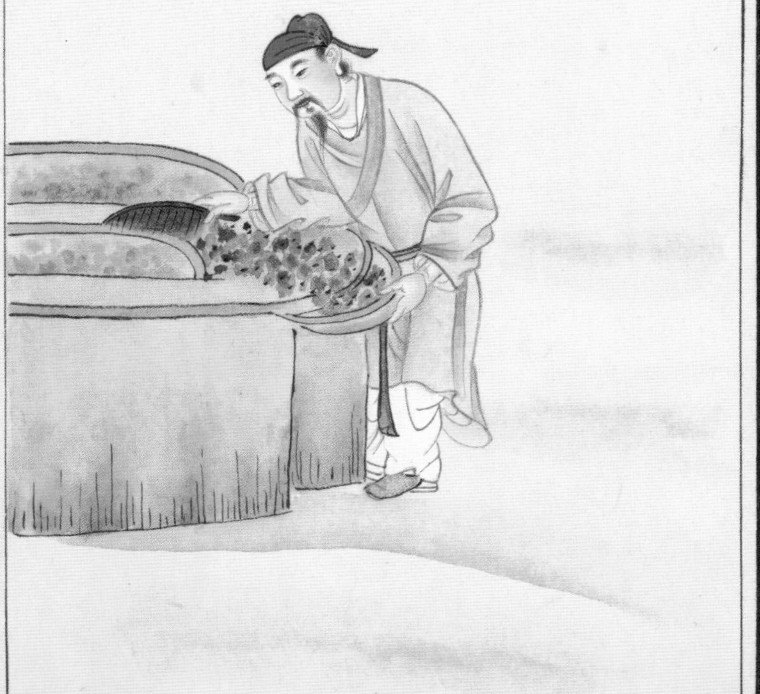

鍜竈灰主癥瘕堅積去邪惡氣名醫所錄

地 陶隱居云此即鍜鐵竈中灰耳兼得鐵力治疾多獲其効今處處有之

【色】黑

【臭】朽

【主】消堅積

【製】碾細用

【治】療陶隱居云除暴癥大有効陳藏器云竈突後黑土主產後胞衣不下爲末以三指撮煖水及酒服之天未明時取至驗也

【合】竈中熱灰合醋熨心腹冷氣痛及血氣絞痛冷卽易之

淋石 無毒

淋石主石淋水磨服之當得碎石隨溺出名醫所錄

謹按淋石乃患石淋之人溺中出者非他物也蓋人下部鬱結濕熱積久不散移入膀胱煎熬日漬輕則凝如脂膏甚則結如砂石即若烹器煎熬日久遂成湯鹼之義候出時收之仍服以治淋正謂物各從其類也

【收】甆器貯之

【色】白

【味】鹹

性　温

氣　氣厚於味陽中之陰

臭　臊

主　噎病吐食

製　水磨服之

石之石

礞石　石生

礞石

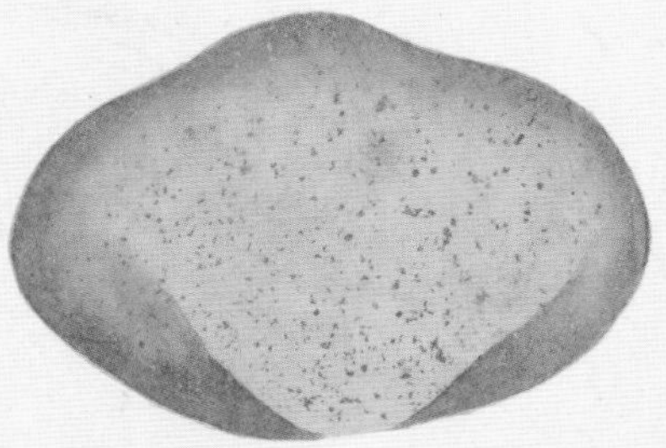

礞石主食積不消畱滯在臟腑宿食癥塊久不差及小兒食積羸瘦婦人積年食癥攻刺心腹名醫所錄

名 青礞石

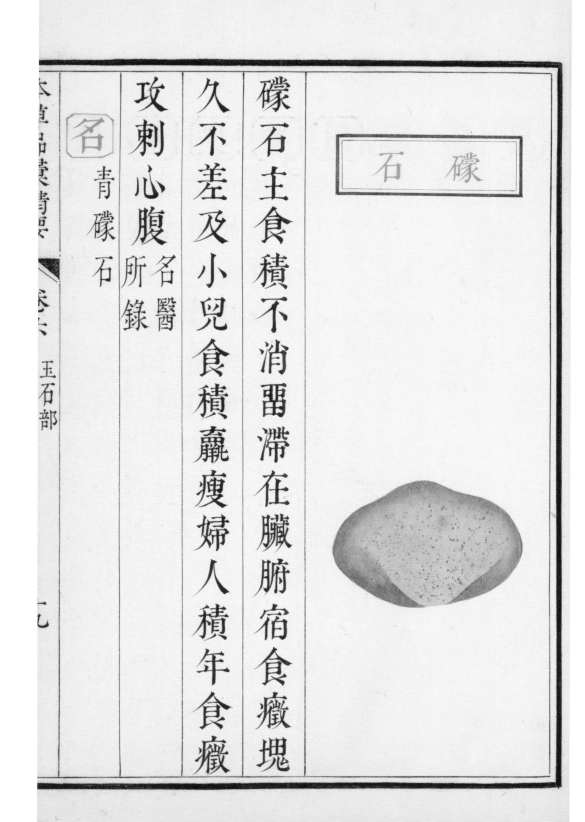

地　謹按舊本不載所出州郡今齊魯山中有之青色微有金星其質堅理細鑿製爲磨取其出物最速爲末亦細及考王隱君論痰致病百端入滚痰丸用之丹溪治食積成痰良有驗也

時　採無時

用　微有金星質堅色青者爲佳

質　類玄石而有星

色　青

臭　朽

【主】墜痰消食

【助】得硇砂巴豆大黃京三稜等良

【製】每二兩搥碎用焰硝二兩同入小砂罐內瓦片蓋定鐵線縛之鹽泥固濟曬乾火鍛紅上有金星透出爲度候冷研爲極細末

石之土

薑石 無毒附麤理黃石水中圓石 **土石生**

齊州薑石

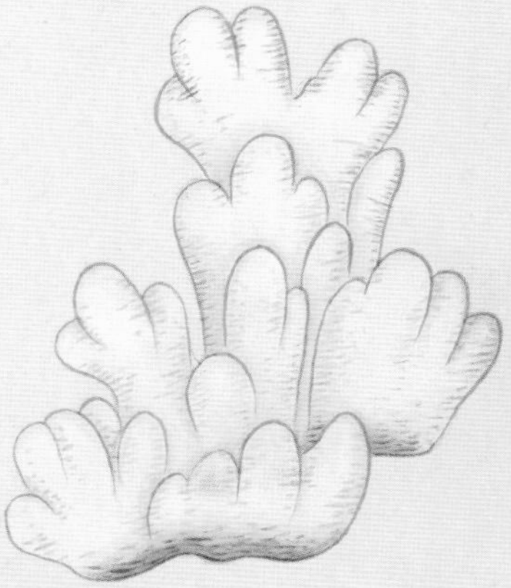

麤黃石

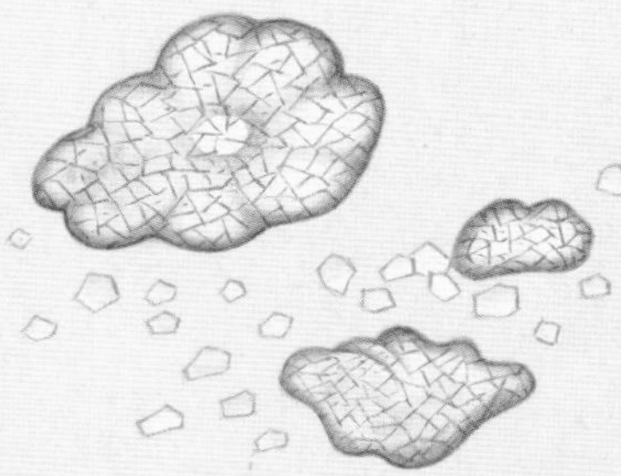

薑石主熱疵豆瘡疔毒等腫 名醫所錄

地 圖經曰生土石間齊州歷城東者良所在亦有今惟出齊州其狀如薑有五種凡用以白爛而不磣揷荏切者好又有麄理黃石水中圓石多主癰疽瘡腫然皆各有其効故併附之 衍義曰薑石所在皆有須不見日色旋取微白者佳

時 採無時

用 爛而不磣者佳

色 白

【味】鹹

【性】寒輭

【氣】味厚於氣陰也

【臭】朽

【主】疔腫癰疽

【製】研細用

【治】【療】別錄云水中圓石治背上忽腫漸如楪子大不識名者以一兩梡燒令極熱投入清水中沸定後洗腫處立差

〔合治〕白薑石末合雞子清傅疔腫其疔自出乳癰塗之亦善○麤理黃石如鵝卵大猛烈火燒令赤頻淬釅醋中待淬石至盡取屑暴乾擣篩和醋塗療背瘡立愈

石之石

麥飯石

麥飯石

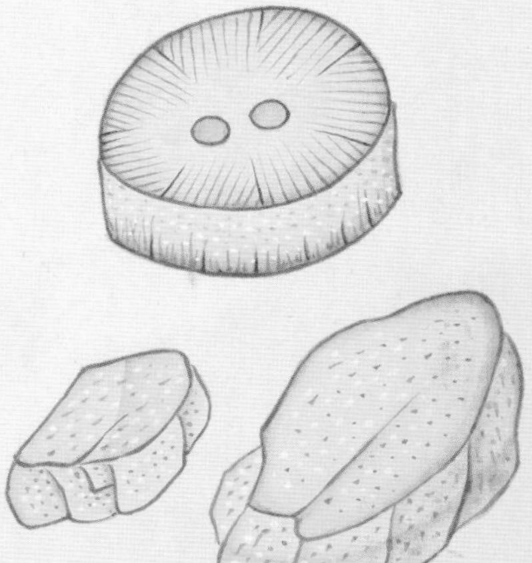

麥飯石治發背諸般癰疽神効 名醫所錄

【地】【圖經曰】其石麤黃白類麥飯曾作磨磑者尤佳抑考陳自明云麥飯石不可作磨古云作磨者尤佳恐惑人矣蓋因其石狀如飯團生粒點耳若無此石當以舊麪磨近齒處石代之取其有麥性故也屢試得効此石鋪家

有時亦無賣者如欲用之但於溪中尋麻石中有白石肌粒如豆如米大者即是也但其石大小不同或如拳或如鵝卵或如盞大者大畧如握聚一團麥飯耳

時 採無時

質 類麥飯團

色 黄白

臭 朽

製 不限多少用炭火煆至紅以好釅米醋淬之如此煆淬十次却碾為末重

羅去麄者取細末入乳鉢内用數人更迭研五七日要如麪様極細爲妙若不細塗瘡極痛難忍

【合治】煆成細末二兩合生取鹿角一具連腦骨全者截作二三寸長用炭火燒令煙盡爲度碾羅爲末再入乳鉢研令極細四兩并白斂末二兩三物同和用三年好米醋入銀石器中煎令魚眼沸却旋旋入前藥末在内用竹篦子不住手攪熬一二時久令稀稠得所取出傾在甆盆内候冷以紙蓋其上勿令着塵埃毎用時先用猪蹄湯洗去癰瘡上膿血至淨以故帛挹乾以鵝翎蘸藥膏塗傳四圍凡有赤處盡塗之但留中心一孔如錢大以

出膿血使熱毒之氣隨出如膿未潰能令內消如已潰則排膿如湍水逐日見瘡口收斂如患瘡久肌肉腐爛筋骨出露用舊布片塗藥以貼瘡上但膈膜不穴亦能取安洗瘡勿以手觸動嫩肉仍不可以口氣吹着瘡更忌有腋氣之人及月經見行婦人或有孕者合藥時亦忌之

【代】如無此石取舊麪磨近齒處石代之

石之石

井泉石 無毒 土生

深州井泉石

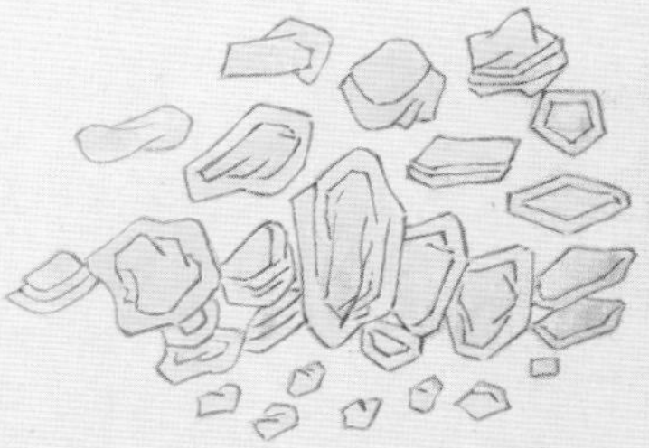

井泉石主諸熱治眼腫痛解心臟熱結消
去腫毒及療小兒熱疳雀目青盲名醫所錄

【地】圖經曰生深州城西二十里劇家村
地泉深一丈許其石如土色圓方長
短大小不等內實外圓作層重疊相
交者一種出饒陽郡者爲勝生田野

閒穿地深丈餘得之又有一種如
薑石時人多指以爲井泉者非也
時 採無時
用 重疊作層者佳
色 青黑
性 大寒
氣 氣之薄者陽中之陰
臭 朽
主 療諸熱毒

【製】研細如粉水飛過用

【合治】合大黃梔子治眼瞼腫○合決明菊花療小兒眼瘡生瞖膜甚良亦治熱嗽

【禁】製不如法使人患淋

石之石

蒼石 有毒　石生

蒼石

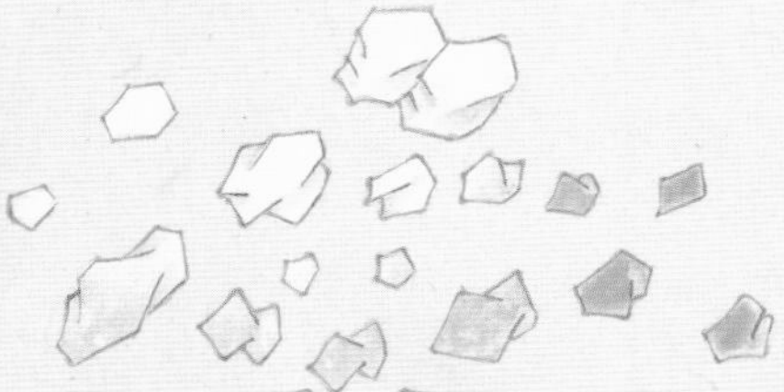

蒼石主寒熱下氣瘻蝕殺禽獸名醫所錄

地 圖經曰生西域唐本注云特生礜石一名蒼礜石而梁州特生亦有青者今房陵漢川與白礜石同處有色青者並毒殺禽獸與礜石同漢中人亦取以毒鼠不入方用此石出梁州均州房州與二礜石同處特生蒼石並

生西域在漢川金州也

【時】【採】無時

【色】蒼

【味】甘

【性】平緩

【氣】氣厚於味陽中之陰

【臭】朽

石之石

花乳石

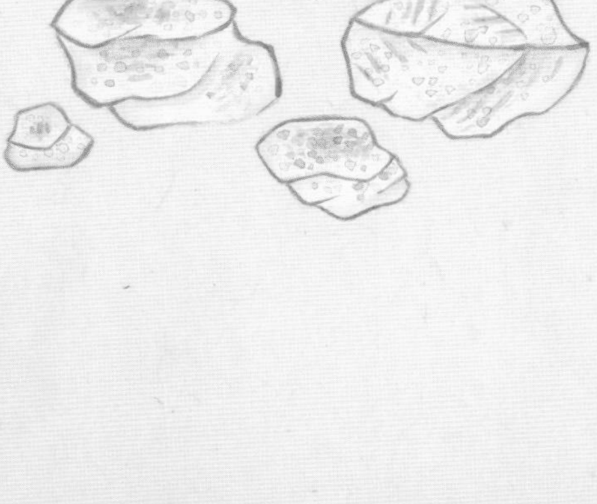

花乳石主金瘡止血又療產婦血暈惡血

名醫所錄

【名】花蘂石

地　圖經曰出陝華諸郡其閿鄉縣者體至堅重色如硫黃形塊有大小方圓無定陝人用琢爲器古方未有用者衍義曰於黃石中間有淡白點以此得花之名今惠民局花乳石散用者是此也

時　採無時

質　類硫黃有淡白點而堅重

色　黃白

臭　朽

主　產婦血暈

【製】火鍜通赤碾細用

【治】細末傅之効

【療】圖經曰人倉卒中金刃刮取石上

【合】合硫黄同鍜研末傅金瘡其効如神

石之石

石蠶 無毒藥訣云有毒 水石生

石蠶

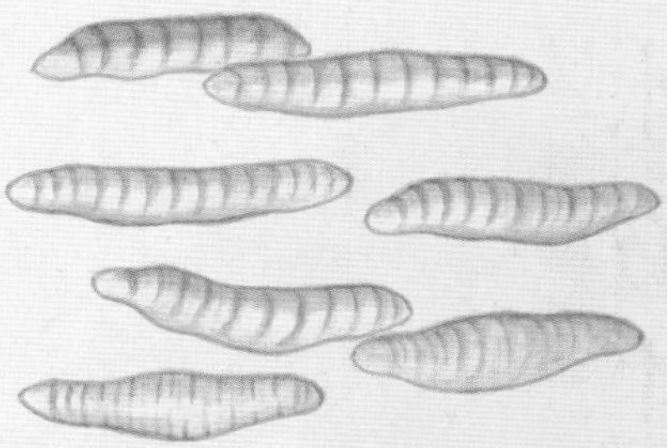

石蠶主金瘡止血生肌破石淋血結摩服之當下碎石名醫所錄

【地】圖經曰生海岸石傍狀如蠶其實石也

【時】【採】無時

質　類殭蠶

色　青白

味　苦

性　熱

氣　氣厚於味陽中之陰

臭　朽

主　石淋金瘡

製　研細或磨用之

石之水

石腦油　石生

石腦油

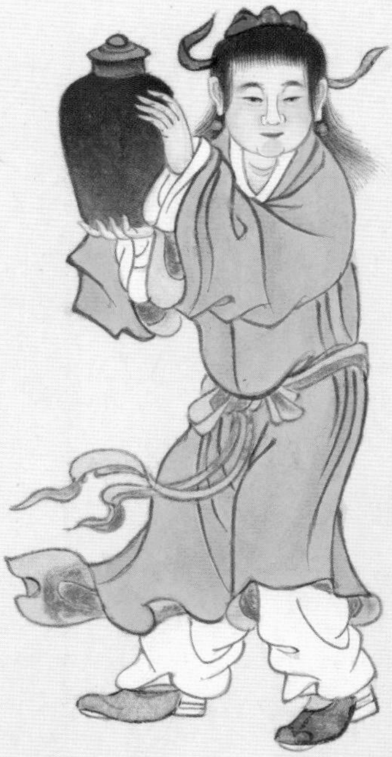

石腦油主小兒驚風化涎可和諸藥作丸服道家多用俗方亦不甚須名醫所錄

衍義曰石腦油眞者難收多滲蝕器物今入藥最少燒鍊或須也仍常用有油⿰聲去器貯之又研生砒霜入石腦油再研如膏入坩堝內用淨瓦片子蓋定置火上俟堝子紅泣盡油出之又再研再入油再上火凡如此兩次即砒霜伏矣

時　採無時

收　用甆器密固之不可近金銀器雖至完密直爾透之

色　黑

主　祛風化痰

石之土

白甆瓦屑 無毒

白甆瓦屑

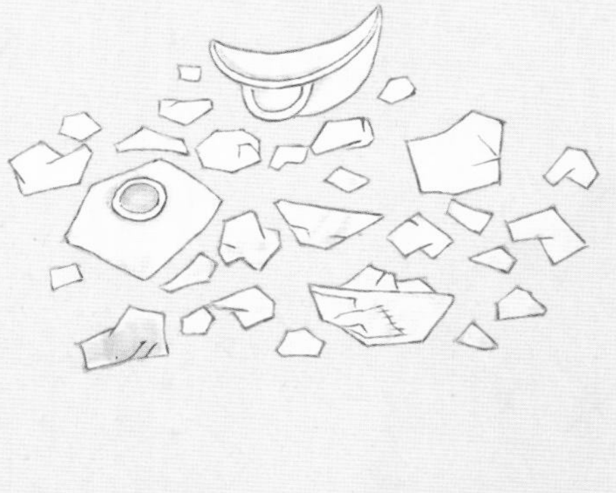

白甆瓦屑主婦人帶下白崩止嘔吐破血止血水摩塗瘡滅瘢 名醫所錄

【地】圖經曰定州甆器者良餘皆不如也

【色】白

【性】平

【氣】氣之薄者陽中之陰

【臭】朽

【製】擣爲末或水磨用

【治】療別錄云擣爲細末每抄一剜耳許吹入鼻中治鼻衄久不止

【合】合豬脂和塗療人面卒得赤黑丹如疥狀不急治發徧身即死如白丹者

用之良

烏古瓦 無毒

烏古瓦

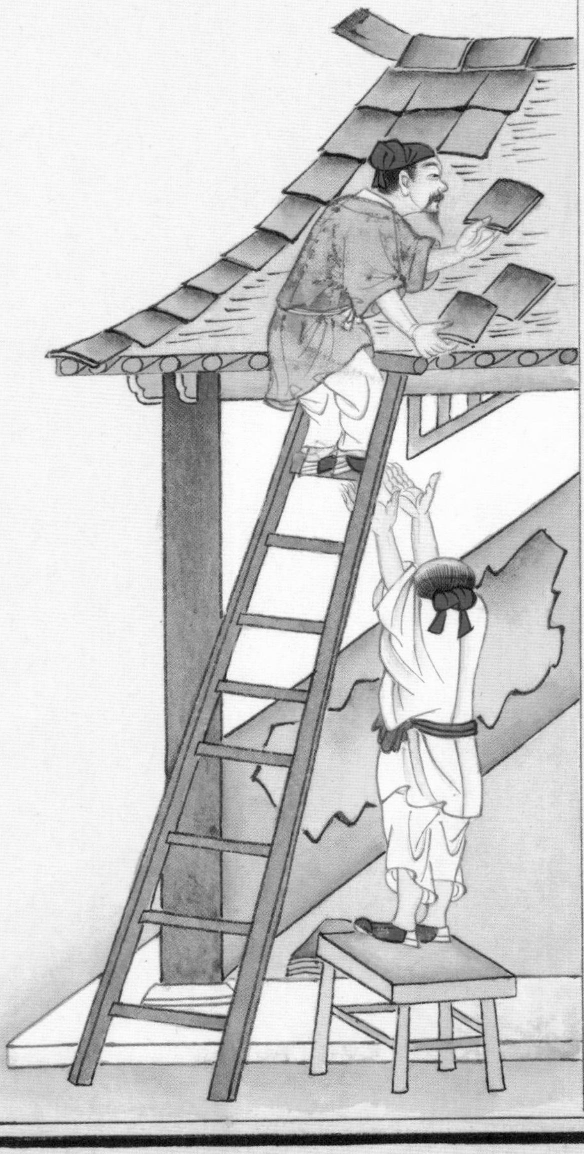

烏古瓦以水煑及漬汁飲止消渴 名醫所錄

【地】【圖經曰】處處有之以屋上年深者良
【色】黑
【性】寒
【氣】氣之薄者陽中之陰
【臭】朽
【製】水煮或漬汁用
【治】【療】【藥性論云】煎湯解人中大熱【日華子云】煎汁服之止小便【陳藏器云】湯火傷當取土底深者既古且潤三角瓦子灸牙痛法令三姓童子

候星初出時指第一星
下火三角厇上灸之

石之木

不灰木

潞州不灰木

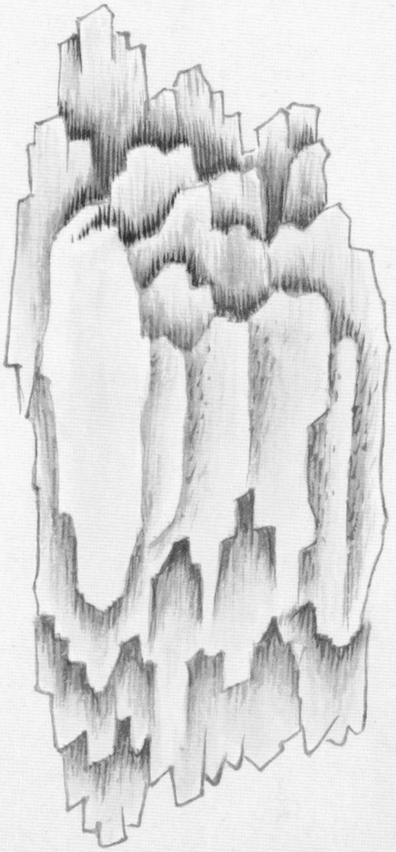

不灰木主熱疿瘖和棗葉石灰爲粉傅身

名醫所錄

名　無灰木

地　圖經曰出上黨今澤潞山中皆有之蓋石類也其色青白如爛木燒之不然以此得名或云滑石根也出滑石處皆有之亦名無灰木今處州山中出一種松石如松榦而實石也或云松久化爲石人家多取以飾山亭及琢爲枕雖不入藥然與不灰木相類故附之

時　採無時

質　類爛木

【色】青白

【味】淡

【性】大寒

【氣】氣味俱薄陰也

【臭】朽

【主】傅熱瘡

【製】陳藏器云細研入藥用要燒成灰即研破以牛乳煑了用黃牛糞燒之便成灰也

石之水

蓬砂 無毒 土生

氣砂

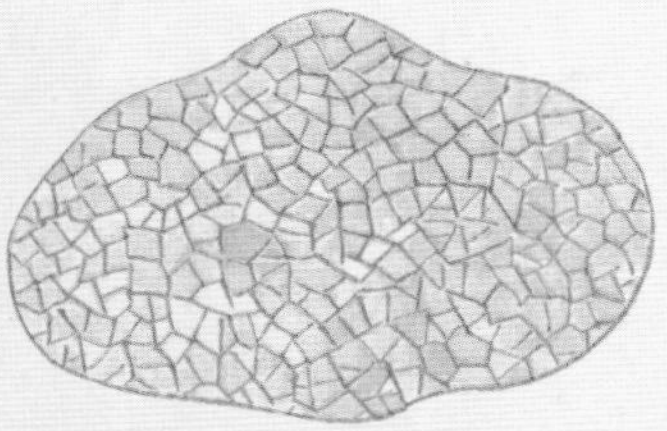

蓬砂

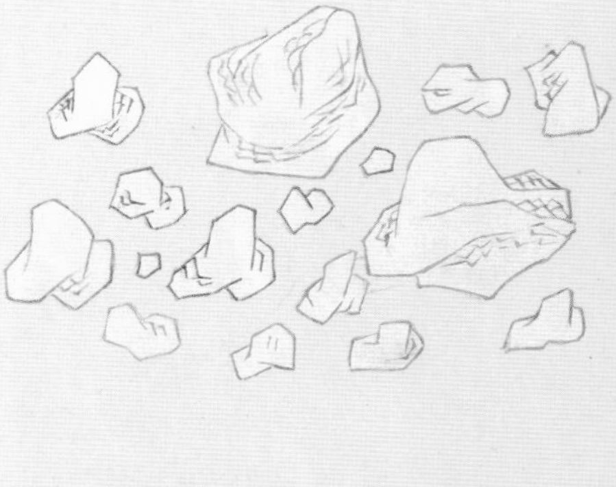

蓬砂主消痰止嗽破癥結喉痹及銲金銀名醫所錄

用

名　鵬砂

地　圖經曰出於南海其狀甚光瑩亦有極大塊者今醫家治咽喉最為切要

之藥也〔衍義曰〕南番者色重褐其味
和其効速西戎者其色白其味焦其
功緩亦不
堪作銲
〔時〕〔採〕無時
〔收〕甆器盛貯
〔用〕光瑩色褐者佳
〔色〕白褐
〔味〕苦辛
〔性〕温洩

【氣】氣厚味薄陽中之陰

【臭】腥

【主】喉閉

【製】研細用

【治】【療】【衍義曰】蓬砂含化嚥津治喉中腫痛膈上痰熱初覺便用不成喉痺亦緩取效可也

金之土

鉛霜無毒

鉛霜

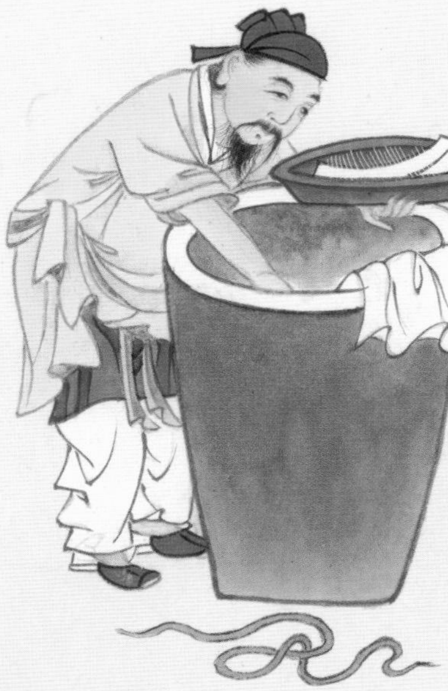

鉛霜主消痰止驚悸解酒毒療胸膈煩悶中風痰實止渴名醫所錄

【地】圖經曰用蜀郡平澤鉛十五兩符陵平土水銀一兩合鍊作片置醋甕中密封經久成霜謂之鉛白霜今醫家多用之衍義曰取塗木瓜以失酸味

蓋金剋木之義也

用 霜

色 白

性 冷

氣 氣之薄者陽中之陰

臭 朽

主 止驚悸去風痰

製 研細用

【治】療【圖經曰】消風痰及鎮驚【衍義曰】涼膈熱涎塞【別錄云】爲末新汲水調一字服之

止鼻衄

【合治】細研一錢合溫生地黃汁一合調下治室女月經滯澀心煩恍惚或生地黃煎湯調服亦得

【解】酒毒

石之金

古文錢 有毒

古文錢

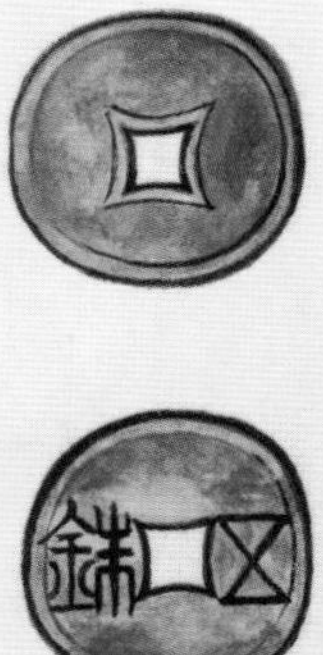

古文錢主醫障明目療風赤眼鹽滷浸用婦人橫逆產心腹痛月隔五淋燒以醋淬用名醫所錄

地 圖經曰凡鑄銅之物多和以錫考工記曰攻金之工金有六齊是也如藥

用銅弩牙之類皆以有錫故其用亦近之【衍義曰】古銅焦赤冶諸疾者非特爲有錫也此說非是今但取景王時大泉五十及寶貨秦半兩漢莢錢大小五銖吳大泉五百大泉當千宋四銖二銖及梁四柱北齊常平五銖耳後其品尚多如此之類方可用也

【用】古者良

【色】青

【性】平

【氣】氣之薄者陽中之陰

〔臭〕腥

〔治〕療陳藏器云青錢煑汁主五淋磨入目治盲障膚赤○比輪錢以新汲水投服之療時氣含青錢治口內熱瘡衍義曰少時常自患暴赤目腫痛數日不能開客有教以生薑一塊洗淨去皮以古青銅錢刮取薑汁就錢稜上點初甚苦熱淚蔑面然終無損後有患者教如此點往往疑或信士點之無不獲驗一點遂愈更不再作有瘡者不可用

〔合治〕合薏苡根煑服療心腹痛○以二十文燒赤投酒中服之利婦人橫產

石之石

蛇黃 無毒

越州蛇黃

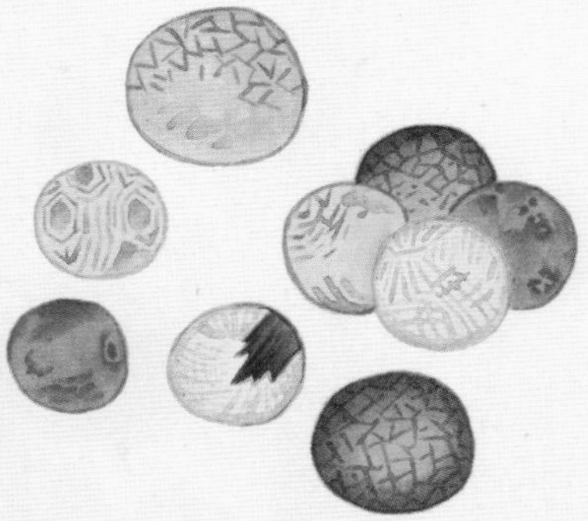

蛇黃主心痛疰忤石淋產難小兒驚癇以水煑研服汁名醫所錄

地 圖經曰出嶺南今越州信州亦有之本經云是蛇腹中得之圓重如錫黃

黑青雜色注云多赤色有吐出者野人或得之今醫家用者大如彈丸堅如石外黃內黑色云是蛇冬蟄時所含土到春發蟄吐之而去與舊說不同未知孰是

【時】【採】二月取

【質】類彈丸

【色】黃黑青雜色或赤

【性】冷

【製】【日華子云】如入藥燒赤三四次醋淬研細飛過用

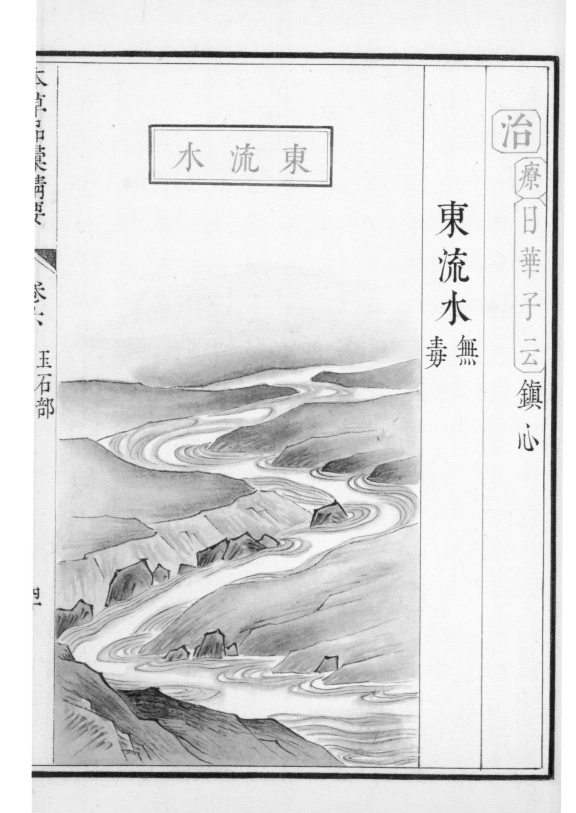

【治】【療】日華子云鎮心

東流水 無毒

東流水及千里水主病後虛弱二者皆堪盪滌邪穢名醫所錄

謹按水自崑崙發源由江河淮濟而注於海所謂江漢朝宗是也然人病後虛弱而氣不能健運者必用東流水及千里水也蓋千里水不泥於東流者但取其活水耳其東流水必取其向東流者也然水有二功用則一揚之萬遍以煮藥則藥假其力以運行而元氣生生不息矣抑考陳藏器云水本爲一物皆堪蕩滌邪穢煎煑湯藥禁呪鬼神潢汙行潦尚可薦羞王公況其靈長者哉蓋取其潔誠也本經云東流水爲雲母所畏鍊雲母

用之與諸水不同卽其驗也故衍義
取其快順疾速通關下膈之義乃因
其性而
用也

時 採無時

用 東流揚過者佳

色 白

味 甘

性 平寒

氣 氣之薄者陽中之陰

甘爛水

甘爛水　無毒

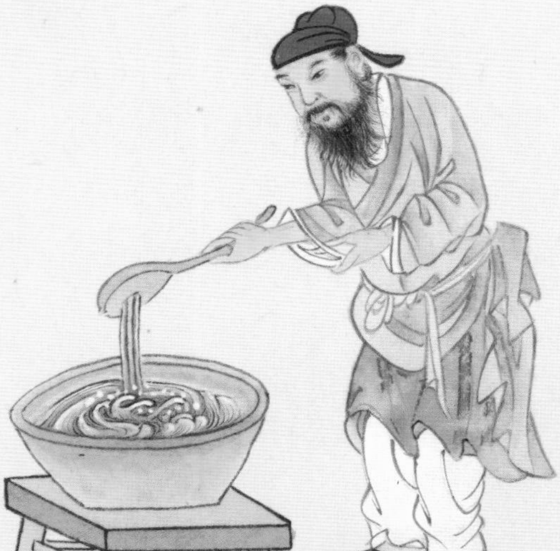

甘爛水主霍亂及入膀胱治奔豚藥用殊勝名醫所錄

地 湯液本草云揚之水上成珠是也外臺秘要作甘爛水法以木盆盛湯杓揚千百次泡起作珠千百顆撆取之

謹按仲景治奔豚之藥用甘爛水煎以杓揚之而緩其本然之性故曰甘也水上有珠數千顆相逐其光燦然故曰爛也蓋腎屬水恐水從類而助邪故揚之使其無力不能助矣經曰緩則氣味薄是也仲景用之深得軒岐之微旨

【時】〔採〕無時

【用】揚過作漚者佳

【色】白

【味】甘

【性】微温

【氣】氣之薄者陽中之陰

粉霜 有小毒

配合礬汞

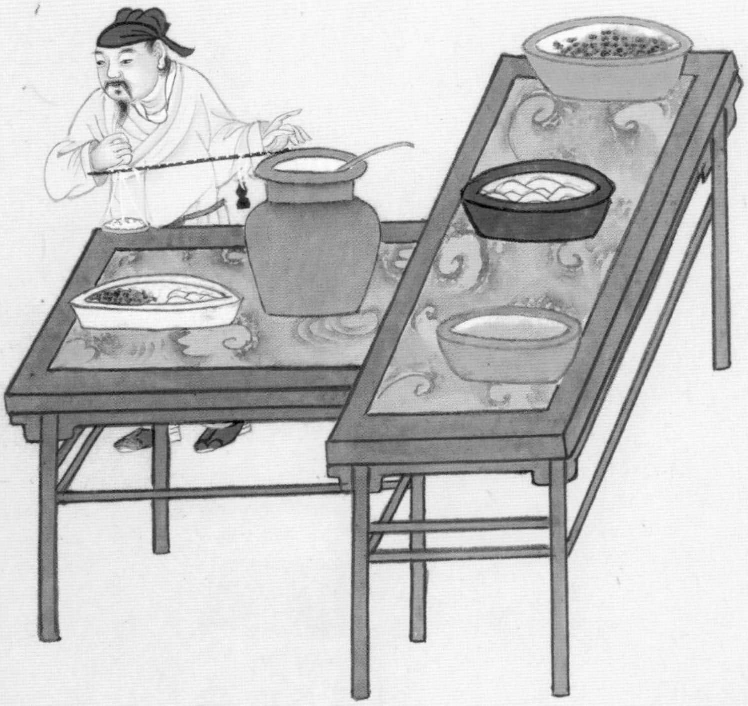

炒砂研麵

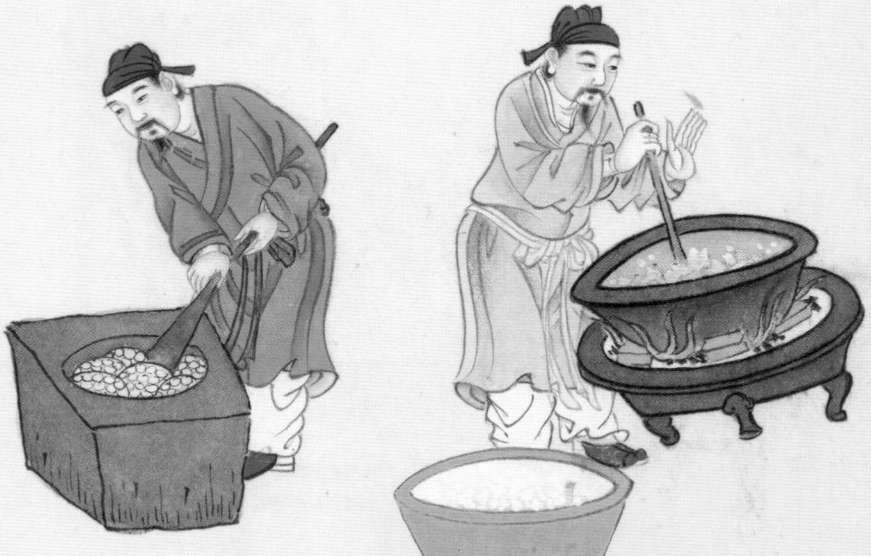

昇粉霜法

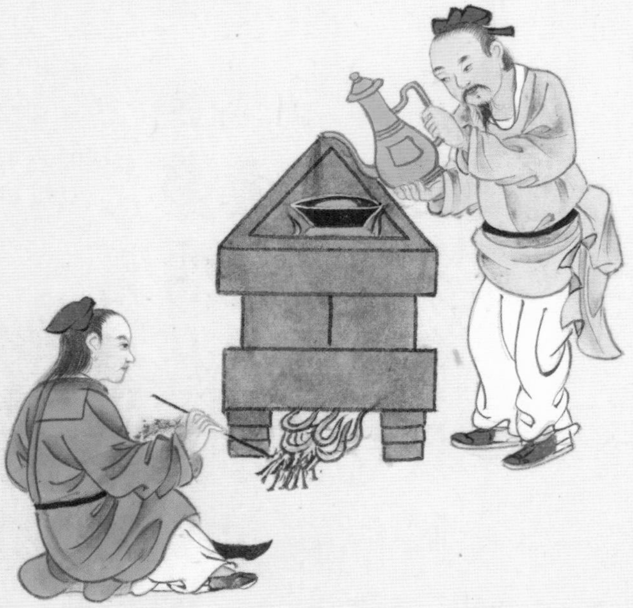

粉霜主急風口噤手足搐搦涎潮作聲止痢膿血消瘰癧今補

謹按昇粉霜之法用焰硝食鹽白礬皂礬各一斤入鐵鍋內炒鎔成汁急以鐵鏟頻攪結成黄色砂子謂之麤麵內石臼中以鐵杵研令極細謂之細麵入水銀一斤研令不見微星爲度是謂汞麵分作四分先以陽城罐長五六寸者用細炭灰一斤入鹽六兩水和得所罨罐口二分許周匝固濟曬乾內汞麵一分於內上用鐵燈盞深一二寸者葢之下用鐵絆上用鐵線將燈盞與絆纏束極緊外用鹽十兩白炭灰十六兩水和爲泥捏作

餅子燒通紅待冷研爲細末水調得所用小竹篾細細將罐口封固約一指厚盞罐相平曬極乾用大鐵釘三箇釘在地下高三四寸週圍離罐二寸用磚數箇圍成爐煤用四斤炭用二斤火候之法先文後武煤炭陸續旋添上勿近盞待盞熱時徐徐添極熱水止可九分滿水少即添常令水足仍以沿盞邊滾爲度若滿盞通滾爲火大大火大則罐必裂慢慢滾起爲火小火小則粉不昇水上火下欲其相濟別點長線香以三炷爲則至二炷香盡時火方漸漸近盞與盞相平至三炷香完即便去火莫動其罐待罐極冷時方可開罐罐底麵查不用盞下之霜用刀刮下其色尚未白至

汞麯四分俱昇畢時共研爲細末通
入一罐如前法再昇一遍其色漸白
再研爲細末如前法再昇一遍其霜
堅白狀如寒水石一般方入藥用也

一十五種陳藏器餘

好井水及土石間新出泉水味甘平無毒
主霍亂煩悶嘔吐腹空轉筋恐入腹及多
服之名曰洗腸人皆懼此嘗試有效不令
腹空空則更服如遇力弱身冷則恐藏胃
悉寒寒則不能支持當以意消息兼及當

時橫量灸脊骨三五十壯令煖氣徹內補
胃氣間不然則危又主消渴反胃熱痢淋
小便赤澁兼洗漆瘡射癰腫令散久服調
中下熱氣傷胃利大小便並多飲之令主
喉少消下
正月雨水夫妻各飲一盃還房當獲時有
子神效也
生熟湯味鹹無毒熱鹽投中飲之吐宿食

毒惡物之氣臚脹欲爲霍亂者覺腹內不
穩即進一二升令吐得盡便愈亦主痰瘧
皆須吐出痰及宿食調中消食又人大醉
及食瓜果過度以生熟湯浸身湯皆爲酒
及瓜味博物志云浸至腰食瓜可五十枚
至脛頸則無限未試
屋漏水主洗犬咬瘡以水澆屋簷承取用
之以水滴簷下令土濕取土以傅犬咬處

瘡上中大有毒誤食必生惡疾
三家洗椀水主惡瘡久不差者煎令沸以
鹽投中洗之不過三五度立效
蟹膏投漆中化爲水仙人用和藥博物志
亦載又蚯蚓破之去泥以鹽塗之化成水
大主天行諸熱小兒熱病癇癲等疾新注
云塗丹毒并傳漆瘡效
豬槽中水無毒主諸蠱毒服一盃主蛇咬

可浸瘡皆有效驗者矣
市門衆人溺坑中水無毒主消渴重者取
一小盞服之勿令病人知之三度差
鹽膽水味鹹苦有大毒主䘌蝕疥癬瘻蟲
咬馬牛爲蟲蝕毒蟲入肉生子毒六畜飲
一合當時死人亦如之並鹽初熟槽中瀝
黑汁也主瘡有血不可傳也
水氣有毒能爲風濕疼痺水腫面黃腹大

初在皮膚腳手入漸至六腑令人大小便澁主五臟漸漸加至忽攻心便死急不旋踵無寬延歲月旣是陰病復宜以陰物生類諸豬魚螺鼈之屬春夏秋宜瀉冬宜補藥尤宜浸酒中服之隨陰陽所行者昔馬援南征多載薏苡仁閔叔畱寓常食豬肝蓋以爲濕疾也江湖間霧氣成瘴兩山夾水中氣瘧一冷一熱相激成病癥此三疾

俱是濕爲能與人作寒熱消鑠骨肉南土
尤甚若欲醫療須細分析其大畧皆瘴類
也人多一槩醫之則不差也
塚井中水有毒人中之者立死欲入塚井
者當先試之法以雞毛投井中毛直而下
者無毒毛迴旋而舞似不下者有毒以熱
醋數斗投井穴中則可入矣凡塚井及竈
中從夏至秋毒氣害人從冬至春則無毒

氣凡秋露春水著草木亦能害人冬夏則無人素爲物所傷并有諸瘡觸犯毒露及毒水覺瘡頑不痒痛當中風水所爲身必反張似角弓主之法以鹽豉和麪作椀子蓋瘡上作大艾炷灸一百壯令抽惡水數升舉身覺痒瘡處知痛差也

陰地流泉二月八月行途之間勿飲之令人夏發瘧瘴又損脚令軟五月六月勿飲

澤中停水食著魚鼈精令人鼈瘕病也

銅器蓋食器上汗滴食中令人發惡瘡內

疽食性忌之也

炊湯經宿洗面令人無顏色洗體令人成

癬未經宿者洗面令人亦然

諸水有毒水府龍宮不可觸犯水中亦有

赤脉不可斷之井水沸不可食之已上並

害人東晉温嶠以物照水爲神所怒楚詞

云鱗房貝闕言河伯所居國語云季桓子
穿井獲土缶仲尼曰水之怪魍魎土之怪
羵羊水有脉及沸並見白澤圖

本草品彙精要卷之六

本草品彙精要卷之七

草部上品之上

二十六種陳藏器餘

已上總五十四種

內一種今增圖

藥王　兜木香　草犀根

薇　無風獨搖草　零餘子

百草花　紅蓮花白蓮花

旱藕　羊不喫草　萍蓬草根

石蘂　仙人草　會州白藥

救窮草　草豉　陳思岌

千里及　孝文韭　倚待草

雞侯菜　桃朱術　鐵葛

伏雞子根　陳家白藥　龍珠

本草品彙精要卷之七

草部上品之上

草之草

黃精 無毒

植生

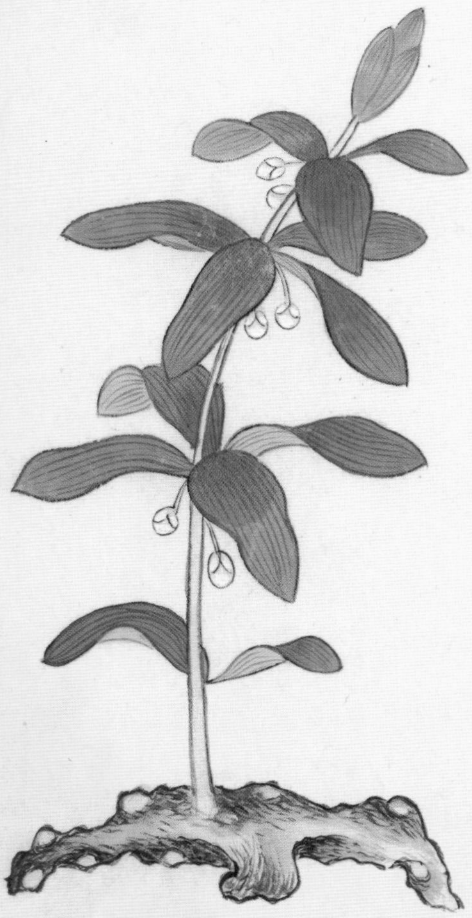

滁州黃精

丹州黃精

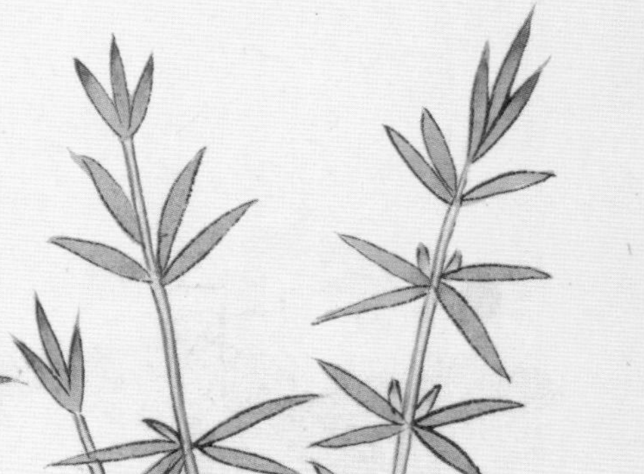

兖州黃精

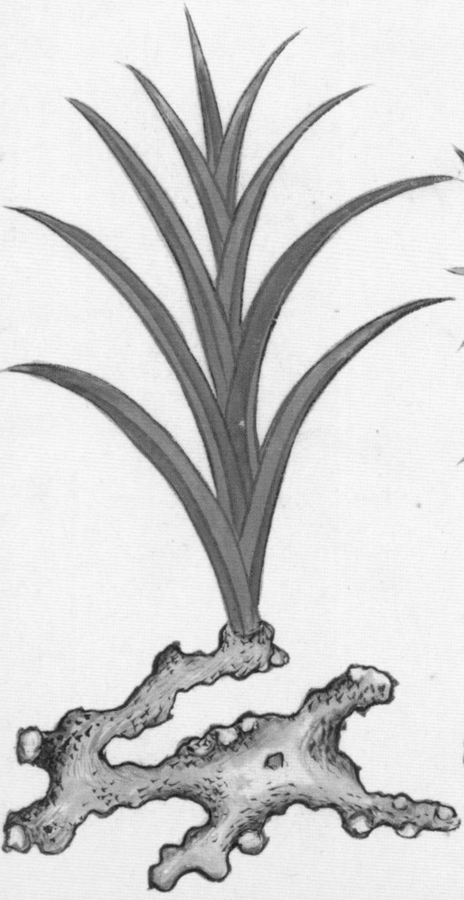

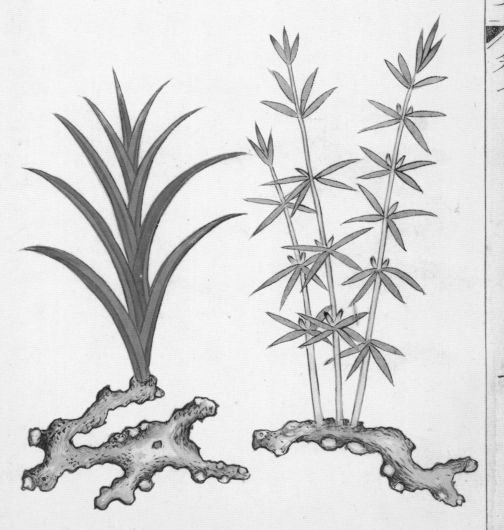

商州黄精　　解州黄精

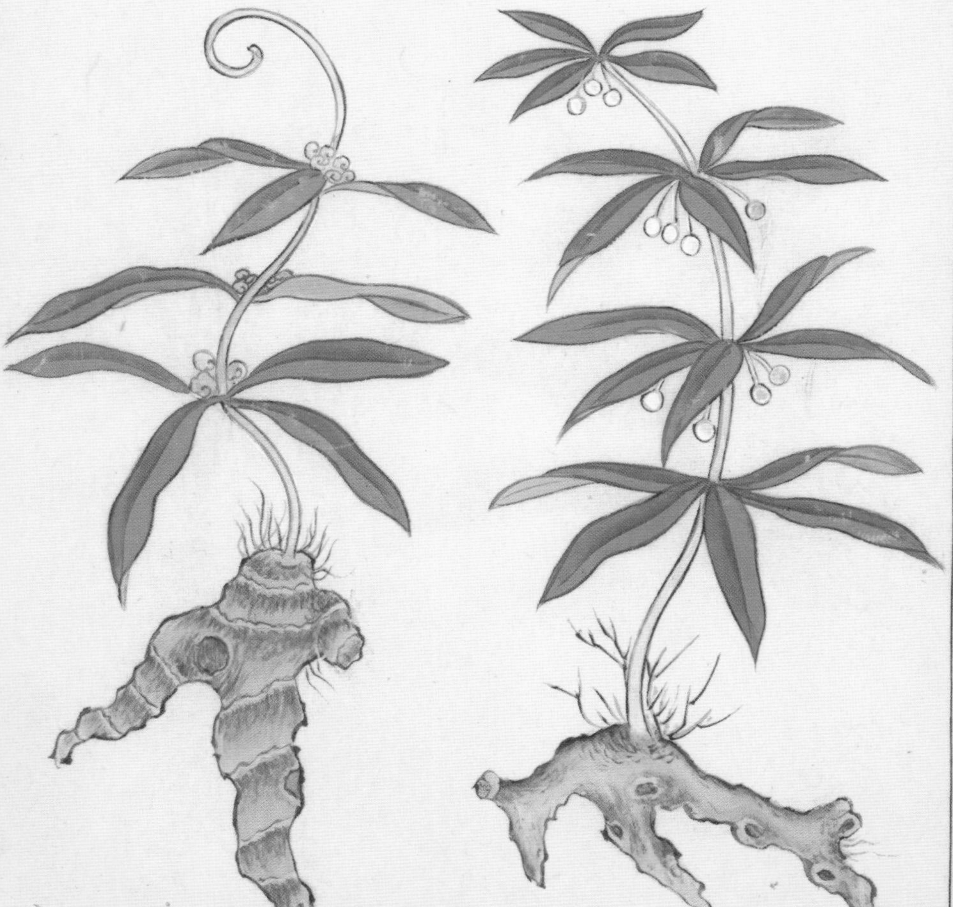

荊門軍黃精

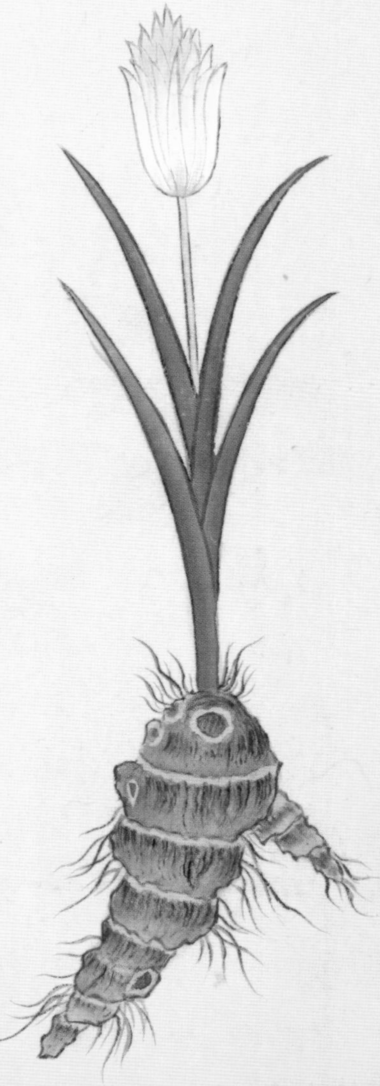

永康軍黃精

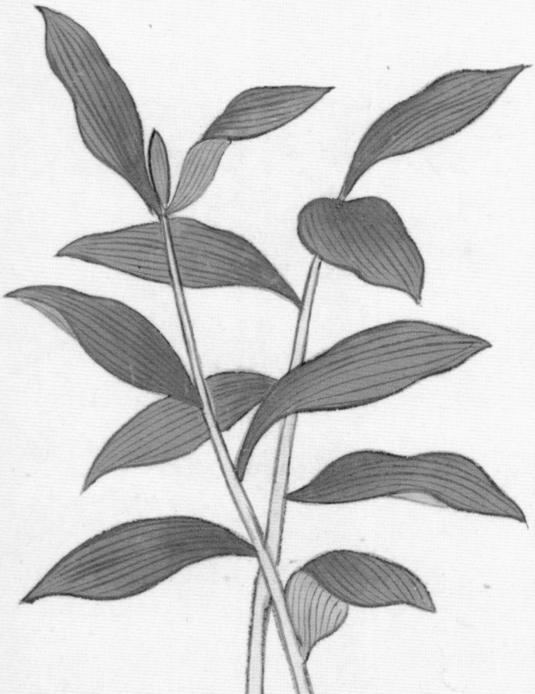

解州黃精

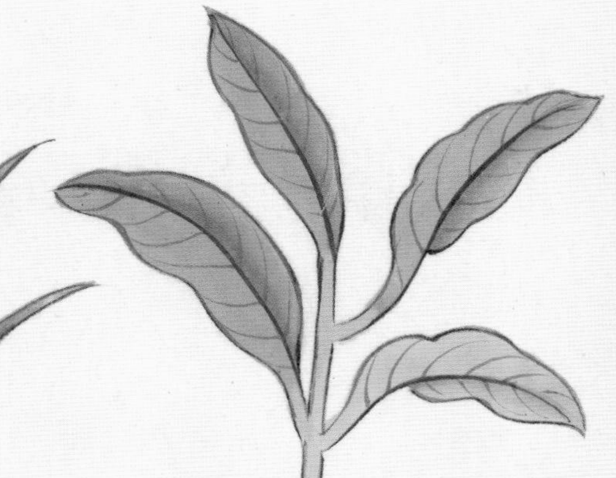

洪州黃精

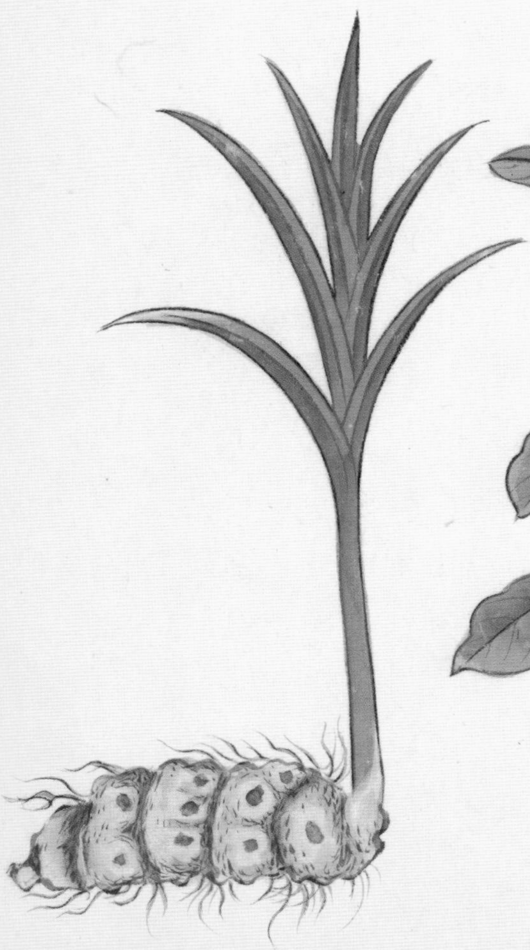

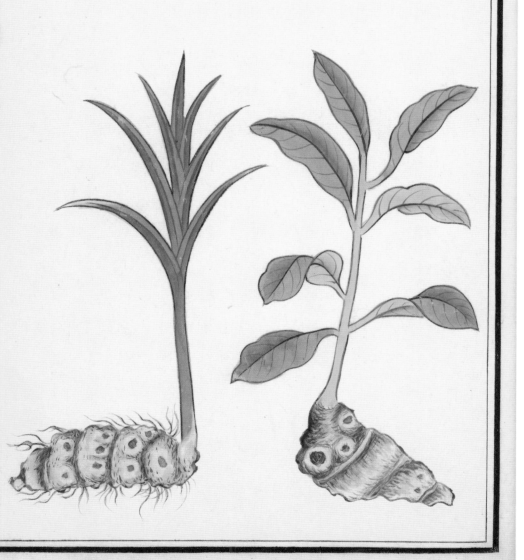

相州黄精

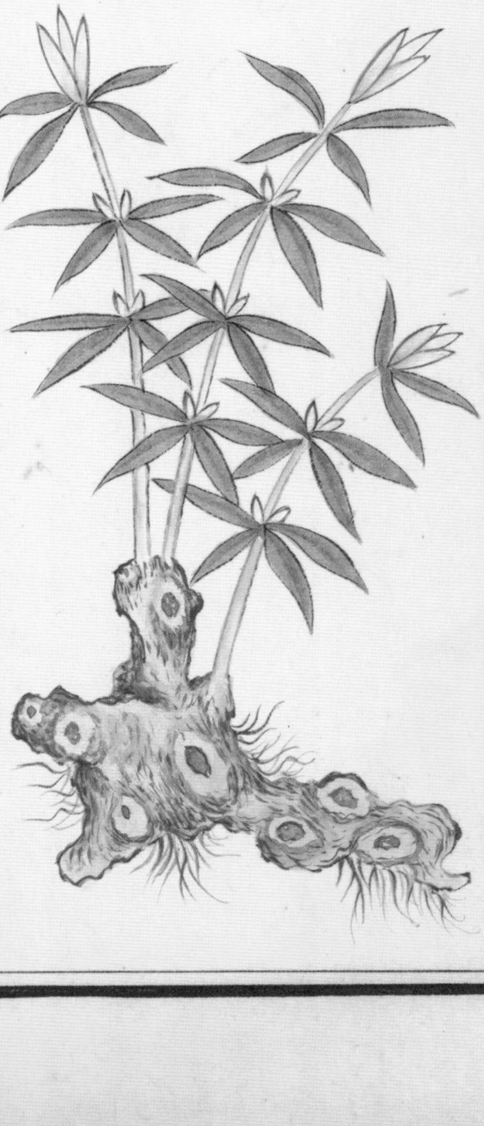

黄精主補中益氣除風濕安五臟久服輕身延年不饑名醫所錄

【名】重樓 菟竹 雞格 救窮 鹿竹 萎蕤 垂珠 馬箭 白及 黄芝 仙人餘糧 太陽之草

苗【圖經曰】苗高一二尺葉如竹葉而短兩兩相對莖梗柔脆頗似桃枝本黃末赤四月開細青白花如小豆花子白如黍亦有無子者根如嫩生薑黃色肥地生者大如拳薄地生者如拇指山人蒸暴作果食之甚甘美

地【圖經曰】生山谷今處處有之【永嘉記】云出嵩陽永寧縣【道地】嵩山茅山

時【生】三月生苗【採】二月取根

收暴乾

用根肥而脂潤者佳

質類嫩生薑

【色】生黃　熟黑

【味】甘

【性】平緩

【氣】氣之薄者陽中之陰

【臭】腥

【主】補中益氣

【製】〔日華子云〕九蒸九暴〔雷公云〕以溪水洗淨後蒸從巳至子薄切暴乾

【治】〔補〕〔日華子云〕五勞七傷助筋骨止饑耐寒暑益脾胃潤心肺駐顏

【贗】鈎吻爲僞

草之草

菖蒲 無毒 叢生

戎州菖蒲

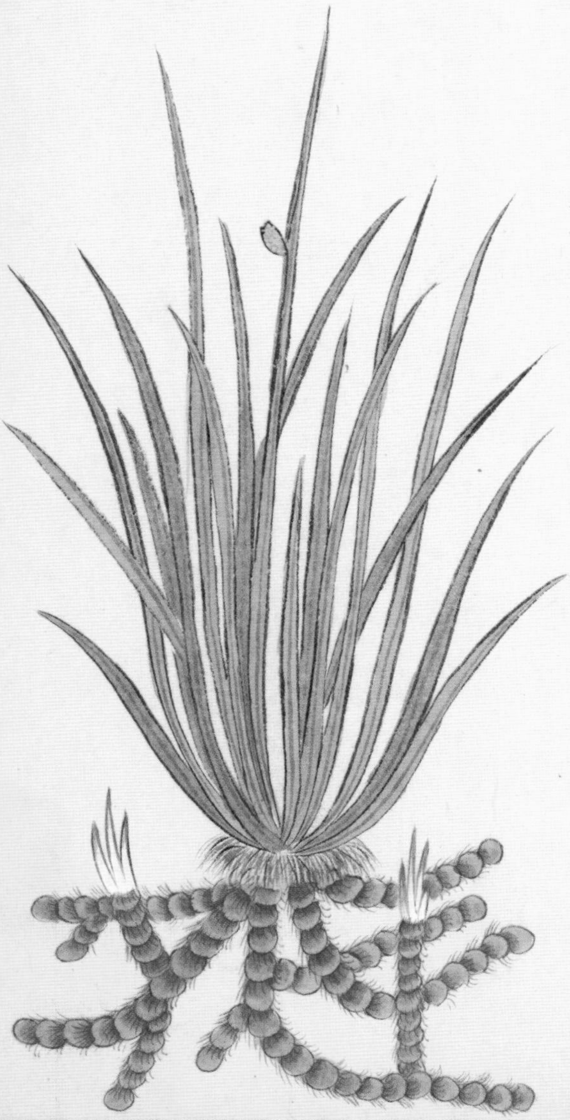

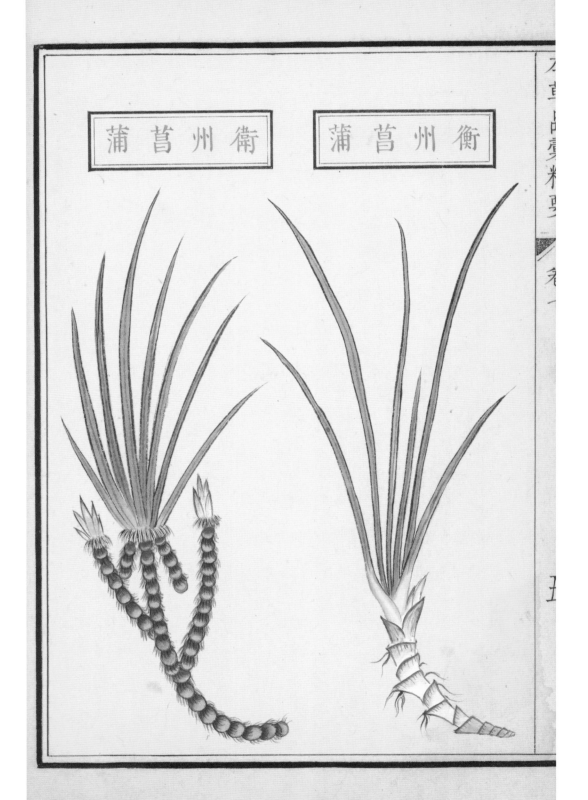

衡州菖蒲

衡州菖蒲

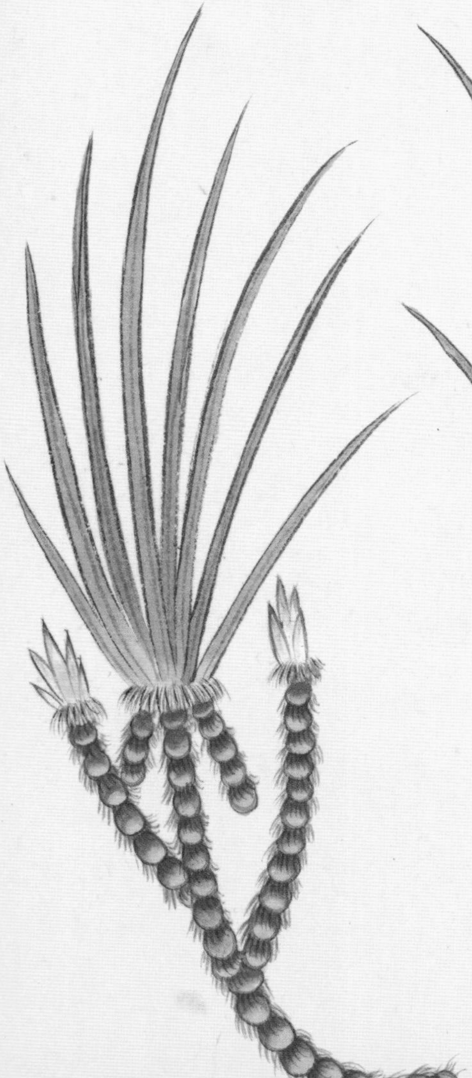

菖蒲主風寒濕痹欬逆上氣開心孔補五臟通九竅明耳目出音聲主耳聾癰瘡溫腸胃止小便利四肢濕痹不得屈伸小兒溫瘧身積熱不解可作浴湯久服輕身聰耳目不忘不迷惑延年益心智高志不老名醫所錄

【名】昌陽　堯韭

【苗】圖經曰春生青葉長一二尺其葉中心有脊狀如劒無花實其根盤屈有

節狀如馬鞭大一根傍引三四根傍根節尤密一寸九節佳有一寸十二節者採之初則虛軟乾則堅實折之中心色微赤嚼之辛香少滓人多植于乾燥砂石土中臘月移之尤易活【陶隱居云】生磧上槪[illegible]節者爲好在下濕地大根者名昌陽【雷公云】石上生者根條嫩黃緊硬節稠長一寸九節者是眞也

地　【圖經曰】出上洛梁州池澤及蜀郡嚴道今處處有之【道地】池州戎州者佳

時　【生】春生葉　【採】五月五日及十二月取根

收　暴乾

用 根一寸九節堅實者爲好

質 類知母細而盤屈有節

色 微赤

味 辛

性 温散

氣 氣之厚者陽也

臭 香

主 聰耳目 通心氣

助　秦皮秦艽爲之使

反　惡地膽麻黃

製　雷公云銅刀刮去上黃黑硬節皮一重用嫩桑條拌蒸去桑條暴乾剉用

治　療藥性論云風濕痹耳鳴頭風淚下鬼氣殺諸蟲惡瘡疥瘙日華子云除風下氣丈夫水臟女人血海冷敗多忘長智除煩悶止心腹痛霍亂轉筋客風瘡疥濕小便殺腹臟蟲及瘙蝨耳痛

合　菖蒲一二寸合吳茱萸煎湯飲之治心腹冷氣搊痛○合酒煎服治產後崩中下血不止

禁 露根不可用

忌 飴糖羊肉鐵器

解 大戟巴豆毒

贋 溪蓀爲僞

草之草

菊花 無毒 叢生

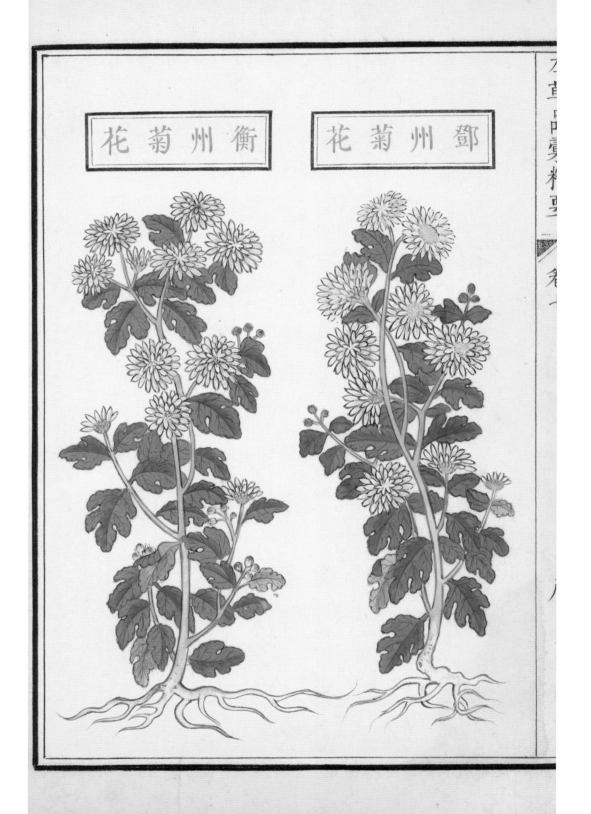

鄧州菊花

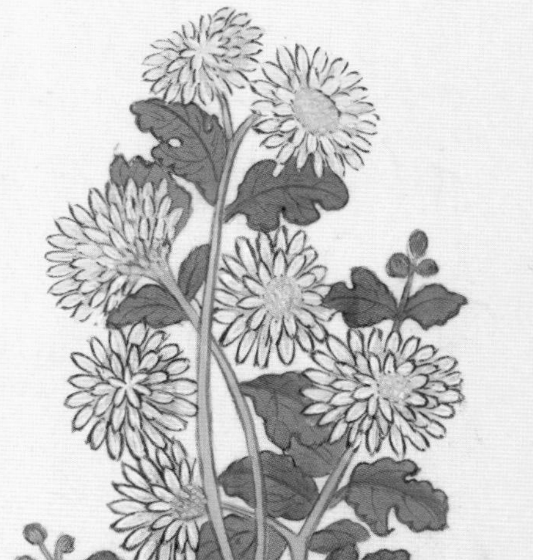

衡州菊花

菊花

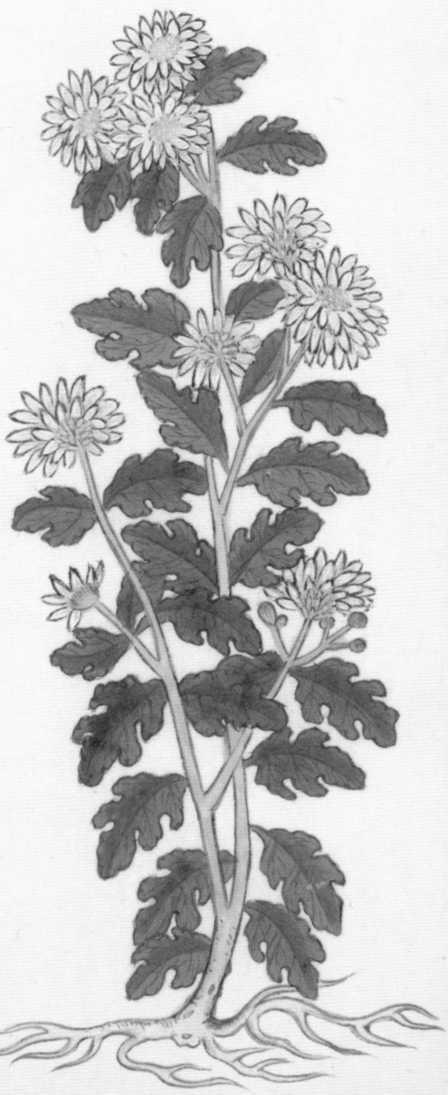

菊花出神農本經主風頭眩腫痛目欲脫淚出皮膚死肌惡風濕痹久服利血氣輕身耐老延年以上朱字神農本經療腰痛去來陶陶除胸中煩熱安腸胃利五脈調四肢以上黑字名醫所錄

名 節花 日精 女節 傅延年 更生 周盈 女華 回蜂菊 陰成 玉英 女莖 蔡苦蒿 容成 金精 長生 地薇蒿 羊歡草

苗 圖經曰初春布地生苗夏繁茂至深秋著花然菊有兩種莖紫氣香而味甘葉可作羹食者為眞一種青莖而大葉細作蒿艾氣味苦不堪食者名苦薏非眞也葉正相似惟以甘苦別之爾南陽亦有兩種白菊葉大似艾葉莖青根細花白蘂黃其黃菊葉似茼蒿花蘂都黃然今服餌家多用白者南京又有一種開小花花瓣下有小珠子如實謂之珠子菊十一月採

實入藥亦佳【衍義曰】菊種不啻數十惟單葉花小而黃葉深綠小薄應候而開者宜入藥用月令所謂菊有黃花者是也

【地】【圖經曰】生雍州川澤及南陽山谷田野中南京潁川汝南上黨建安順政郡河內今處處有之【道地】南陽菊潭者佳

【時】【生】春生苗【採】正月根三月葉五月莖九月花

【收】陰乾

【用】花蘂甘美者爲好

【質】類旋覆花

【色】黃白

【味】甘

【性】平緩

【氣】氣之薄者陽中之陰

【臭】香

【主】除風明目

【助】水枸杞根桑根白皮爲之使

【治】療藥性論云熱頭風風旋倒地腦骨疼痛身上諸風日華子云四肢遊風

利血脈心煩胸膈壅悶并癰毒頭痛【別錄】云頭風目眩胸中洶洶目淚出風痹骨肉痛作枕療頭目風熱○葉擣汁療疔腫垂死神効

【補日華子云】花上水飲之益色壯陽

【合治】白菊花三斤以生絹囊盛貯用酒三斗經七日服之日用三次療丈夫婦人久患頭風眩悶頭髮乾落胸中痰結發時即頭旋眼昏暗不覺欲倒者○白菊合巨勝茯苓蜜丸主風眩益顏色變白不老○甘菊花葉莖根等分以成日杵爲末合酒調下一錢或合蜜丸如梧桐子大酒服七丸日三服之能輕身潤澤明目黑髭○九月九日採菊花爲末酒飲方寸匕治

酒醉不醒

草之草

人參 無毒

植生

潞州人參

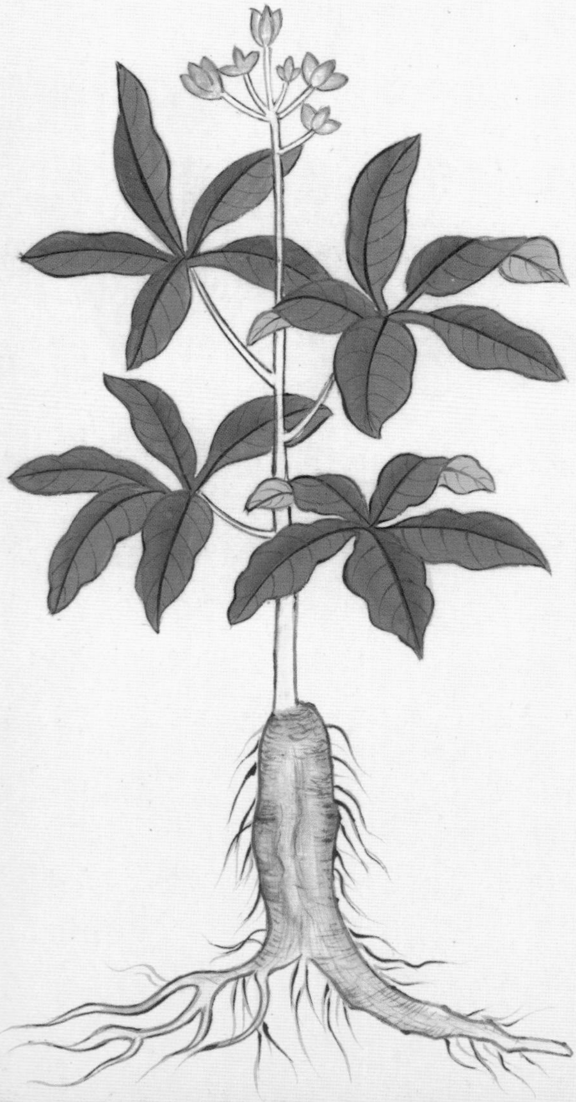

威勝軍人參

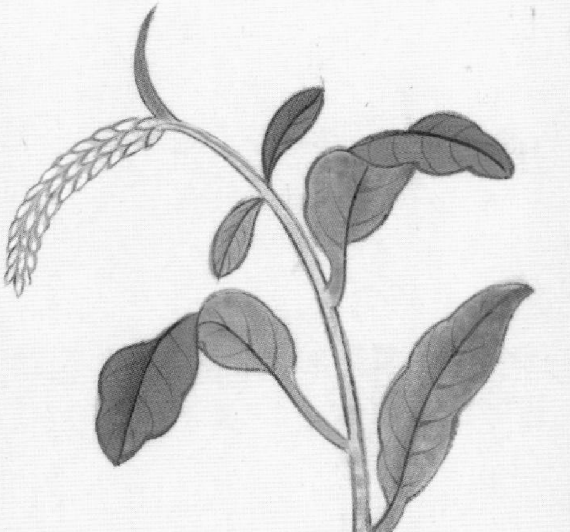

兗州人參

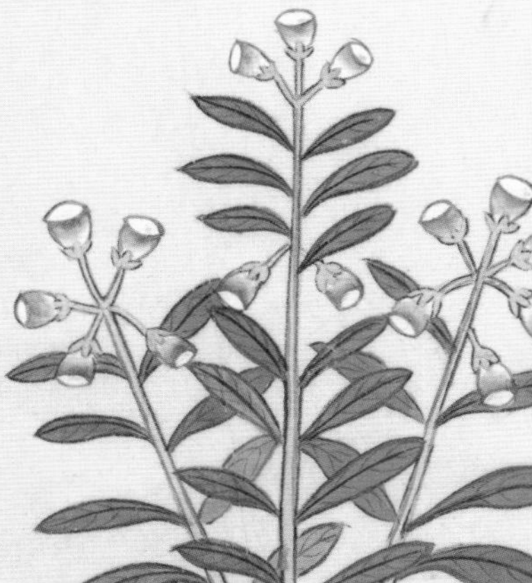

滁州人參

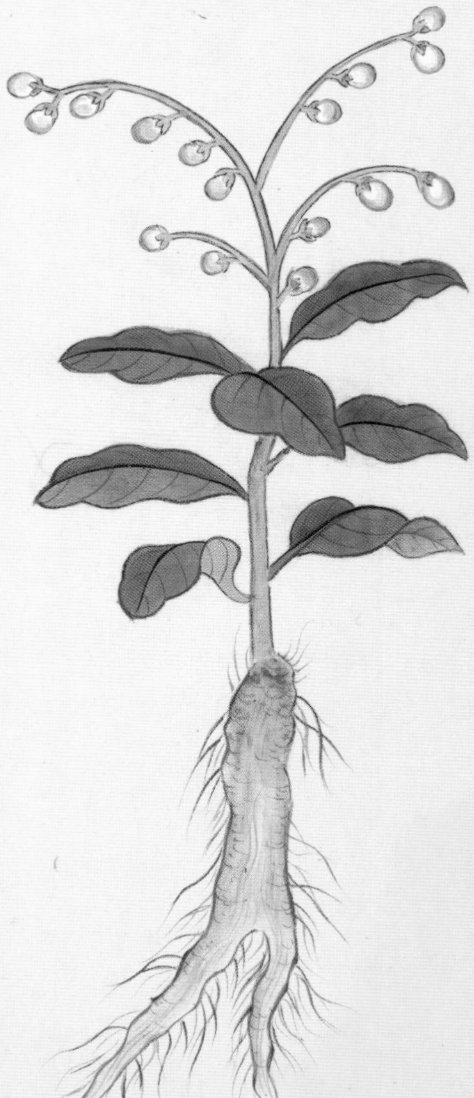

人參 出神農本經 主補五臟安精神定魂魄止驚悸除邪氣明目開心益智久服輕身延年 以上朱字神農本經 療腸胃中冷心腹鼓痛胸脇逆滿霍亂吐逆調中止消渴通血脉破堅

積令人不忘 以上黑字名醫所錄

【名】人銜 鬼蓋 神草 人微 土精 血參

【苗】【圖經曰】春生苗初夏有花細小如粟蘂如絲紫白色秋後結子或七八枚如大豆生青熟紅自落根如人形者有神其苗初生小者三四寸許一椏五葉四五年後生兩椏五葉未有花莖至十年後生三椏年深者生四椏各五葉中心生一莖俗名百尺杵多生於深山中背陰近椵黯漆下濕潤處故讚曰三椏五葉背陽向陰欲來求我椵樹相尋蓋椵樹葉大蔭廣故也【陶隱居云】一莖直上四五葉相對而生花紫色根長而黃狀如防風多

潤實而甘百濟者形細而堅白氣味薄遼東者形大而虛軟不及百濟遠矣衍義曰今之用者皆河北榷場博易到盡是高麗所出率虛軟味薄不若潞州上黨者味厚體實爲佳也湯液本草云味甘温調中益氣即補肺之陽泄肺之陰也若便言補肺而不論陰陽寒熱何氣不足則悞矣若肺受寒邪宜此補之肺受火邪不宜用也肺爲天之地即手太陰也爲清肅之臟貴凉而不貴熱其象可知若傷熱則宜沙參沙參補五臟之陽也沙參苦甘微寒補五臟之陰也用者宜當審之

地　圖經曰生上黨山谷及閩中新羅今河東泰山諸州皆有之唐本注云潞

州平州澤州易州檀州箕州幽州嬀州太行山【藥性論云】渤海【道地】遼東高麗上黨者佳

【時】【生】春生苗【採】八月上旬取根

【收】以竹刀刮淨暴乾勿令見風和細辛密封經年不壞

【用】根滋潤堅實者爲好

【質】類桔梗而似人形

【色】淡黃

【味】甘

【性】微寒温緩

【氣】氣味俱輕陽也陽中微陰

【臭】香

【主】保中守神生津益氣

【助】伏苓馬藺爲之使

【反】藜蘆惡鹵鹽溲疏

【製】雷公云凡使要肥大塊如雞腿并似人形者採得陰乾去蘆剉碎用

【治】療藥性論云吐逆不下食止霍亂煩悶嘔噦湯液本草云瀉脾肺胃中

火邪

補藥性論云五臟氣不足五勞七傷虛損痰弱海藥云養臟腑益氣安神湯液本草云脾肺陽氣不足及能補肺氣促短氣少氣補而緩中又云補陽利氣脈不足者是亡血也人參補之

合治合馬蘭爲之使消胸中痰主肺痿吐膿及癇疾冷氣傷寒不下食患人虛而多憂紛紜○合白朮乾薑甘草各三兩水煎服療胸痺心中痞堅留氣結胸胸滿脅下逆氣搶心○合麥門冬五味子名生脈散夏月服之以救肺金生化之源○茯苓爲之使補下焦元氣瀉腎中火邪○人參三分合

升麻一分爲引用補上升之氣○合
乾薑治裏虛腹痛益脾補氣

【禁】肺熱者勿服

【代】易老云沙參代人參取其味甘可也

【解】金石毒

【贋】桔梗薺苨爲僞

草之草

天門冬 無毒　叢生

漢州天門冬

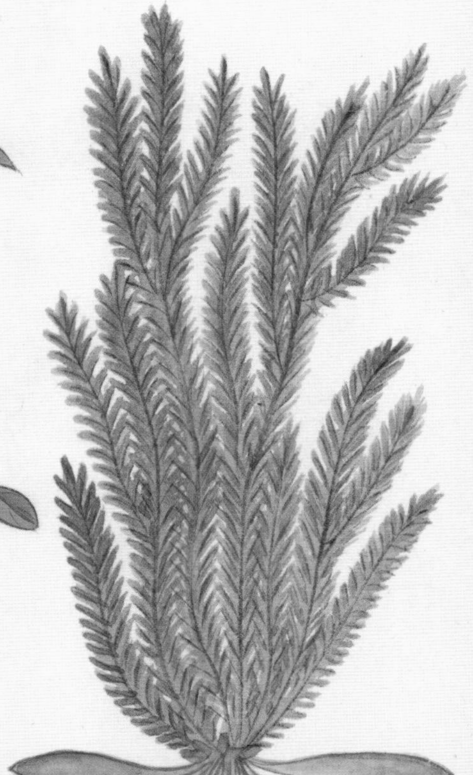

西京天門冬

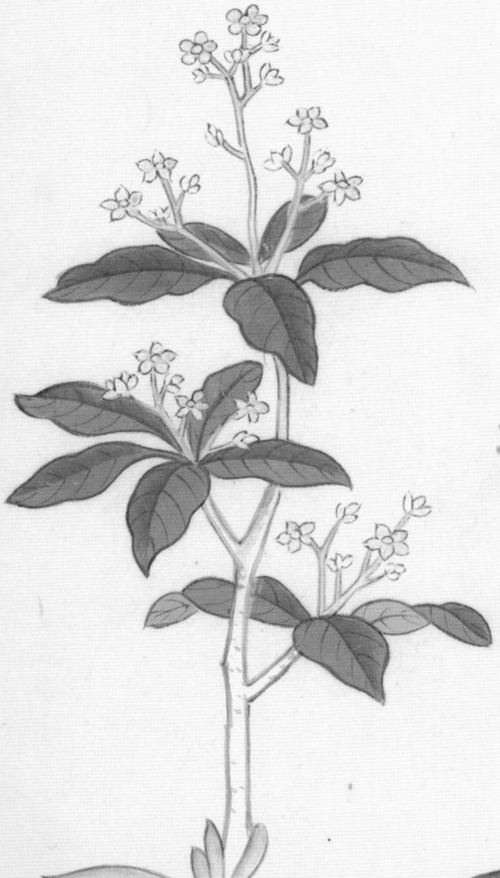

建州天門冬

兗州天門冬

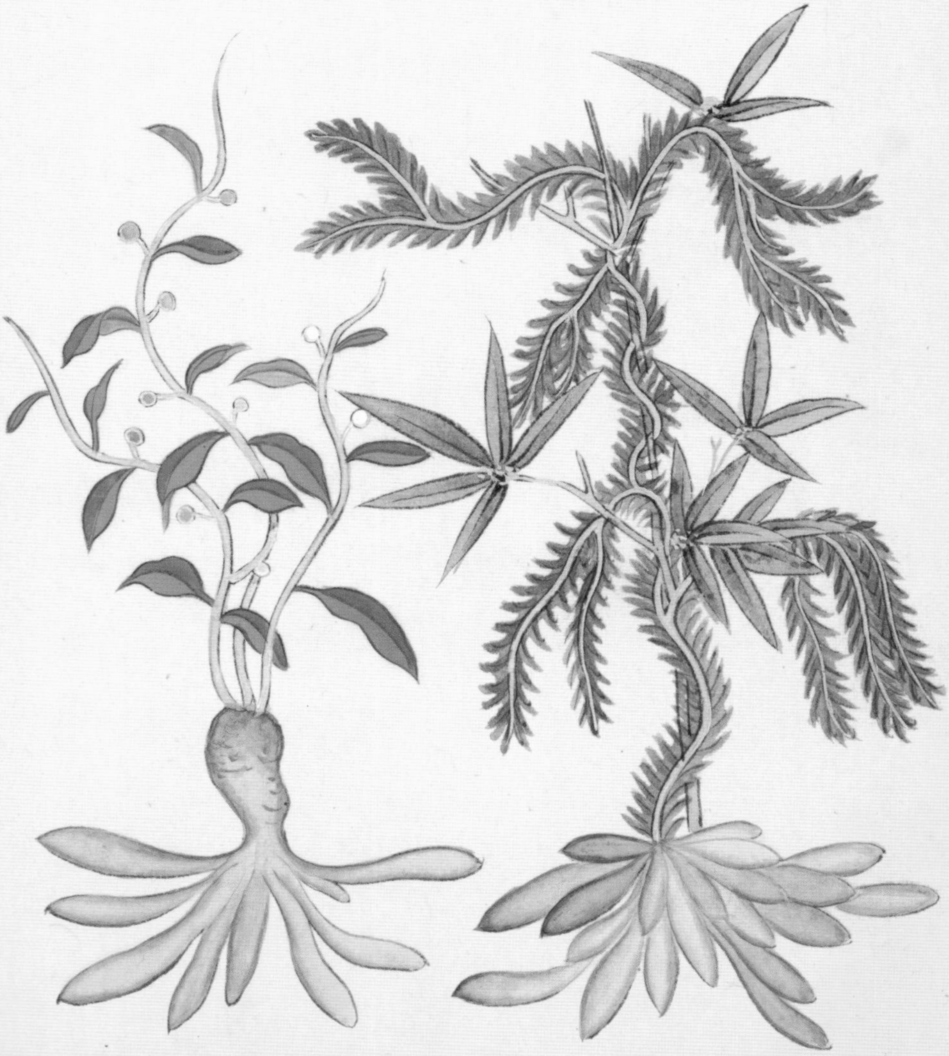

梓州天門冬

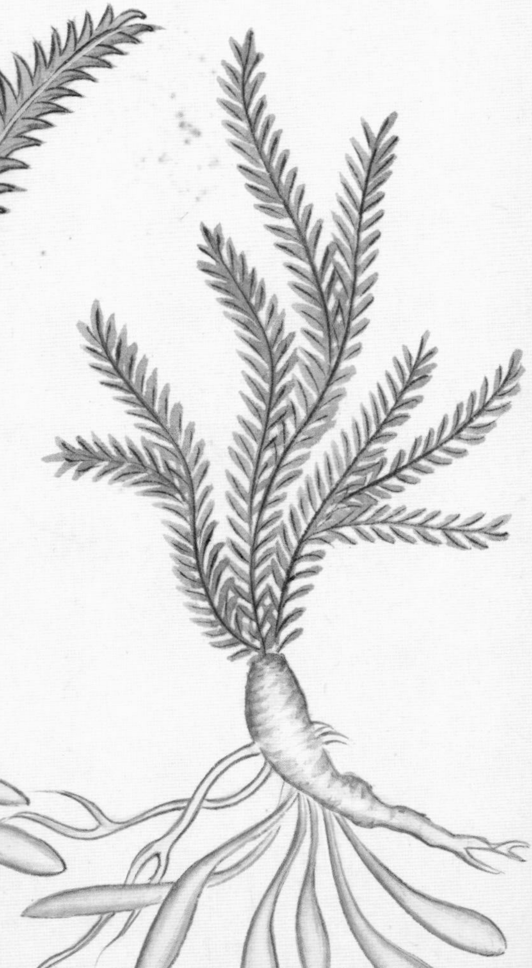

温州天門冬

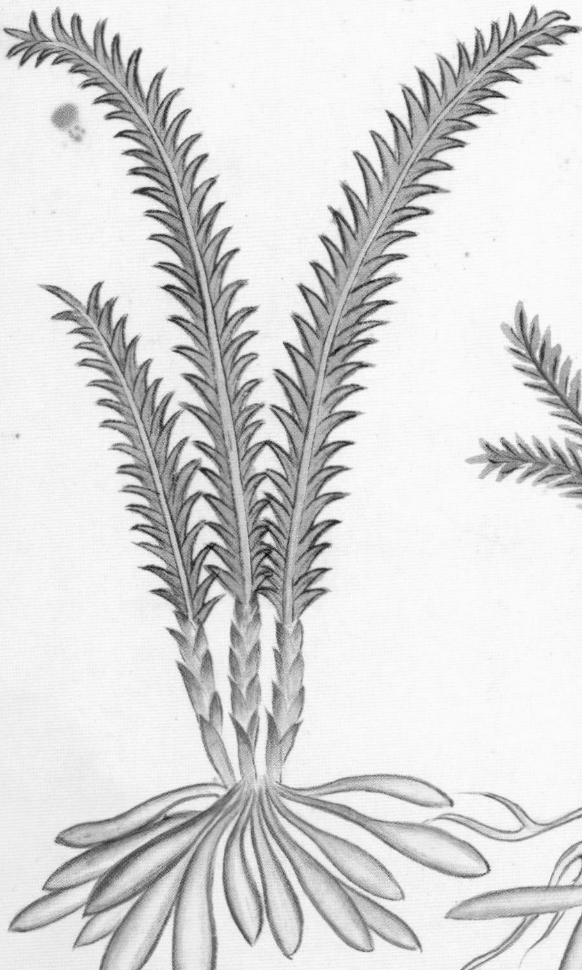

天門冬 出神農本經 主諸暴風濕偏痹強骨髓
殺三蟲去伏尸久服輕身益氣延年 以上朱字
神農本經 保定肺氣去寒熱養肌膚益氣力利
小便冷而能補不饑 以上黑字名醫所錄

名 滛羊藿 顛勒 無不愈 百部
滛羊食 顛棘 筵門冬 管松
絺體 滿冬 虋冬 音門
浣草 蘼虋

苗 圖經曰春生藤蔓大如釵股高至丈
餘葉如茴香極尖細而踈滑有逆刺
亦有澀而無刺者其葉如絲杉而細
散夏開白花亦有黃色者秋結黑子

在其根枝傍其根白或黃紫色大如手指長二三寸大者為勝頗與百部根相類然圓實而長一二十枚同撮洛中出者葉大榦麄殊不相類嶺南產者入伏後但無花暗結子餘無他異抱朴子云神仙食服方云在東嶽名淫羊藿在中嶽名天門冬在西嶽名管松在北嶽名無不愈在南嶽名百部在京陸山阜名顛棘雖處處皆有名雖各異其實一也生高地根短味甜氣香者為上其生水側下地者葉細似蘊而微黃根長而味多苦氣臭者為下亦可服食善令人下氣為益服之百日皆力壯兼倍駃於朮及黃精也唐本注云此有二種苗有刺而澁者無刺而滑者俱是門冬顛刺

涜草者形貌諮䪨之雖作數名終是一物二根涜垢俱浄故互名之也

地　圖經曰奉高山谷金城今處處有之　道地北嶽地陰者尤佳

時　生春生苗　採二月三月七月八月取根

收　暴乾

用　根圓而短實者爲好

質　形類百部而脂潤

色　赤黃

味　甘苦

【性】平寒緩泄

【氣】氣薄味厚陽也陽中之陰

【臭】朽

【主】保肺氣血熱

【行】手太陰經足少陰經

【助】貝母垣衣地黃爲之使

【反】畏曾青

【製】衍義曰凡使以水漬漉使周潤滲入肌候軟緩緩擘去心不可浸出脂液

其不知者乃以湯浸一二時柔卽柔矣然氣味都盡用之不效藥欲其神不可得也

治 療藥性論云肺氣欬逆喘息促急除熱通腎氣肺痿生癰吐膿濕疥止消渴去熱中風令人肌體滑澤除身上一切惡氣不潔之疾令人白淨湯液本草云瀉滯血及血妄行補湯液本草云助元氣

合 合地黄爲使服之令老頭不白能冷補患人體虛而熱○合貝母爲使鎮心潤五臟益皮膚悅顏色補五勞七傷肺氣并嗽消痰風痺熱毒遊風煩悶吐血○合蜜煮之食後服補虛勞肺勞止渴去熱風○暴乾擣篩合酒

服方寸匕治風癲引脇牽痛發作則吐耳如蟬鳴又除瘟瘧癥瘕積聚風痰癲狂○合人參黄耆爲主保肺氣血熱侵肺止喘氣促用之神効

【禁】勿食鯉魚誤食中毒以浮萍解之

草之草

甘草 無毒 叢生

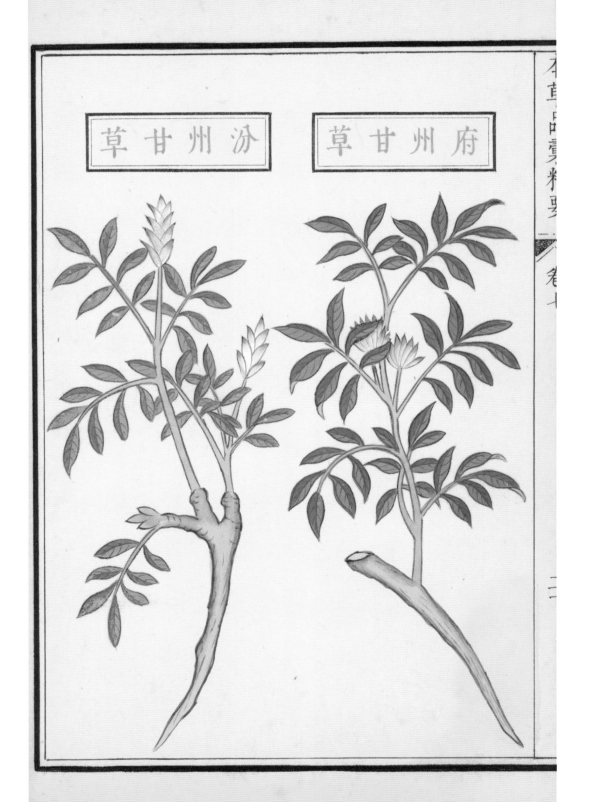

府州甘草

汾州甘草

汾州甘草

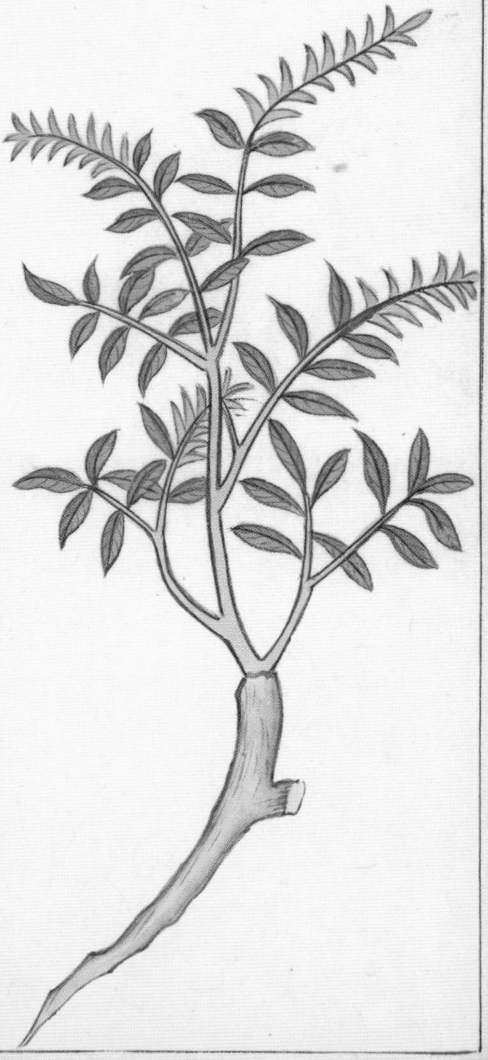

甘草出神農本經主五臟六腑寒熱邪氣堅筋骨長肌肉倍力金瘡尰時勇切解毒久服輕身延年以上朱字神農本經温中下氣煩滿短氣傷臟欬嗽止渴通經脉利血氣解百藥毒爲

九土之精安和七十二種石一千二百種草以上黑字名醫所錄

【名】國老　蜜甘　美草　蜜草
蕗草　大苦　蘦與苓通

【苗】【圖經曰】春生青苗高一二尺葉如槐葉七月開紫花似柰冬結實作角子如畢豆根長者三四尺麤細不定皮赤上有橫梁梁下皆細根也然有數種以堅實斷理者為勝其輕虛縱理及細韌者不堪惟貨湯家用之【爾雅】云蘦蔓延生葉似荷青黃莖赤有節節有枝相當或云蘦似地黃詩唐風云采苓采苓首陽之巔是也蘦與苓通用而先儒所說苗葉與今全別豈

種類有不同者哉

地 圖經曰河西川谷積沙山及上郡今陝西河東州郡皆有之陶隱居云河西上郡及蜀漢諸夷中者佳

道地山西隆慶州者最勝

時 生春生苗

採二月八月除日取根

收 暴乾十日成

用 根堅實有粉而肥壯者爲好

質 類黃耆皮麤而赤

色 皮赤肉黃

味　甘

性　平溫緩

氣　氣味俱厚陽也

臭　香

主　生瀉火炙和中

行　足厥陰經太陰經少陰經

助　朮乾漆苦參爲之使

反　甘遂大戟芫花海藻惡遠志

製 炙去蘆頭刮赤皮生亦可用

治 療 藥性論云腹中冷痛并驚癇除腹脹滿及腎氣內傷令人陰痿及婦人血瀝腰痛虛而多熱 日華子云安魂定魄驚悸煩悶健忘通九竅利百脉解冷熱 別錄云小兒中蠱欲死

補 藥性論云益五臟 日華子云五勞七傷一切虛損益精養氣壯筋骨

合 合去皮生薑治赤白痢 ○ 合豆蔻治冷熱赤白痢及霍亂

禁 中滿者勿服

忌 猪肉

解　百藥毒烏頭巴豆毒

草之草

生地黄 無毒　植生

冀州地黄

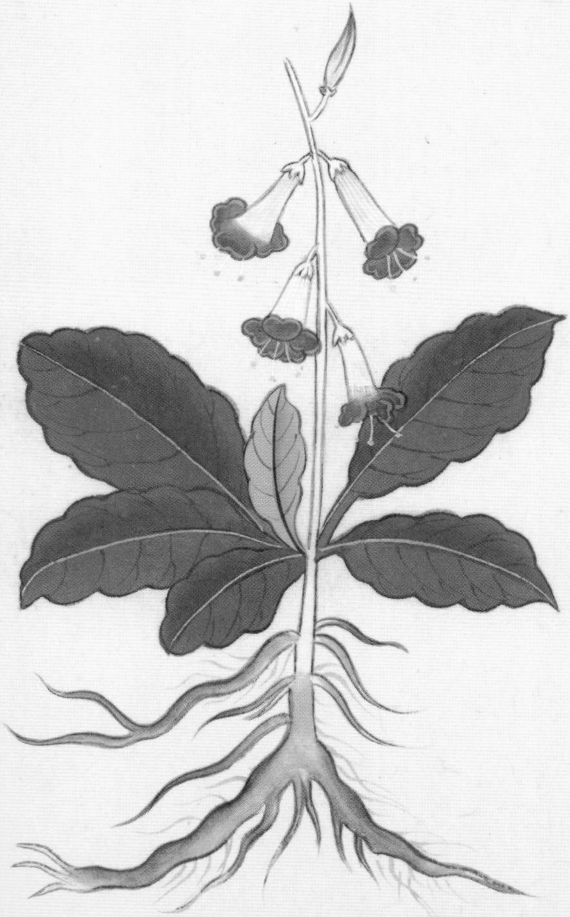

沂州地黃

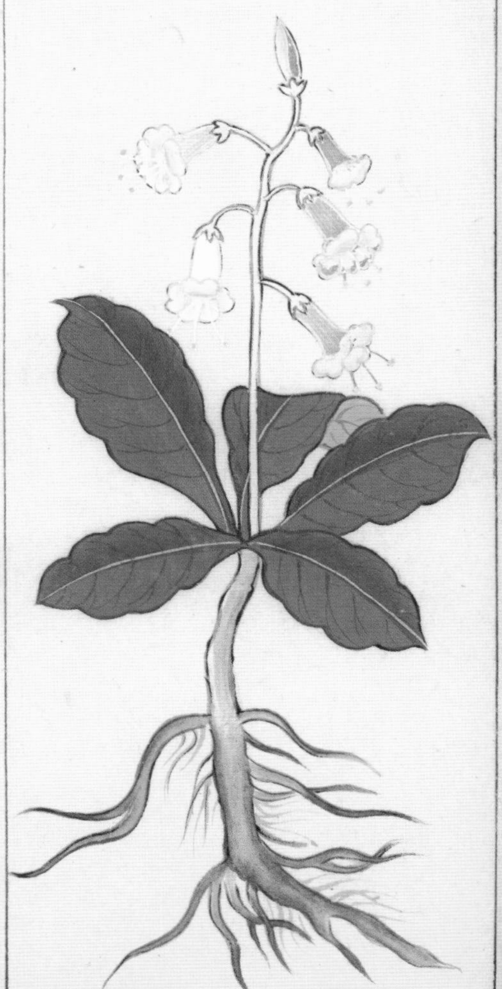

生地黃主婦人崩中血不止及產後血上薄心悶絕傷身胎動下血胎不落墮墜踠折瘀血留血衄鼻吐血皆擣飲之名醫所錄

名 地髓 芐音虎 芑

苗 圖經曰二月生葉布地似車前葉上有皺文而不光高者尺餘低者三四寸其花似油麻花而紅紫色亦有黃花者其實作房如連翹子甚細而沙褐色其根色狀與南胡蘿蔔逼直但麤細長短不一 日華子云生者水浸有浮者名天黃不堪用半沉者名人黃爲次其沉者名地黃最佳也 衍義曰地黃葉如甘露子花如脂麻花但有細斑點北人謂之牛㚢子花其莖微細短促而有白毛者是也

地 圖經曰咸陽川澤及同州今處處有之 陶隱居云渭城彭城歷陽江寧 道地 今懷慶者爲勝

時 生 春生葉
採 二月八月取根
收 陰乾
用 根肥大者爲好
質 類南胡蘿蔔而脆
色 黄
味 甘苦
性 大寒洩
氣 味厚氣薄陰中之陽

【臭】香

【主】安心神凉血熱

【行】手太陽經少陰經

【助】得麥門冬清酒良

【反】惡貝母畏蕪荑

【製】酒浸上行或擣汁用

【治】療藥性論云解諸熱破血通利月水閉絕不利水道擣薄心腹能消瘀血病人虛而多熱加而用之李杲云凉心火之血熱瀉脾土之濕熱

止鼻中之衄熱除五心之煩熱

補湯液本草云生血益腎水眞陰不足蕭炳云黑鬚髮

禽與木通同用以導赤也

忌蘿蔔葱白韭白薤白銅鐵器

草之草

熟地黄無毒

九蒸地黃

九暴地黃

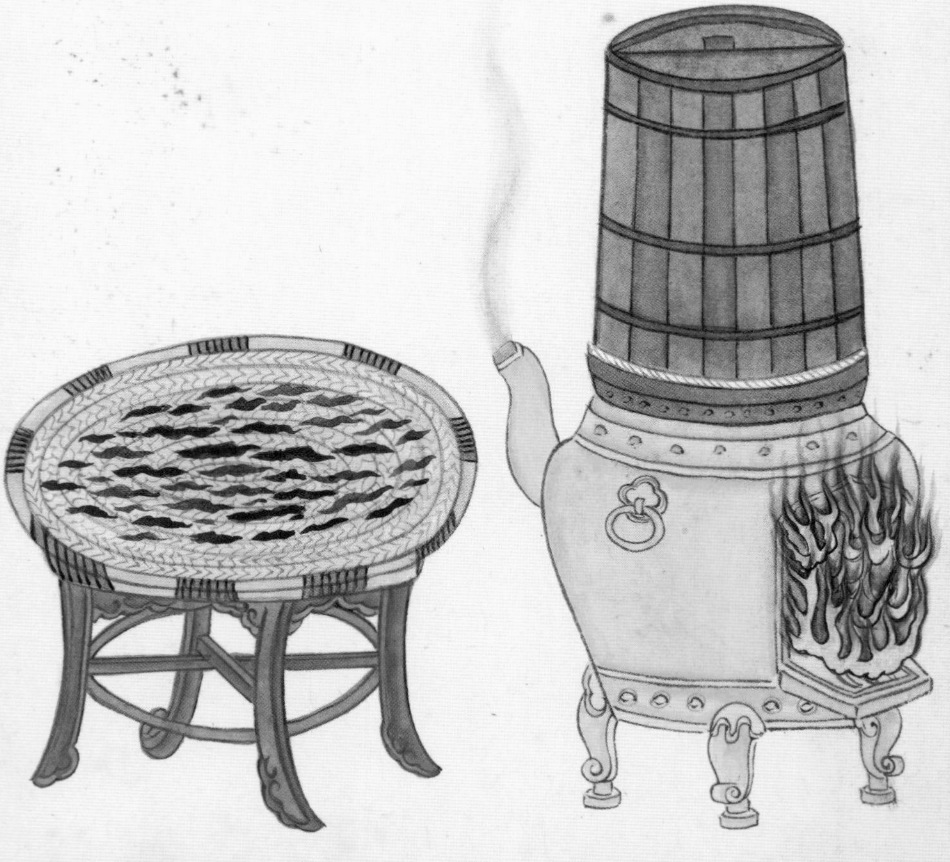

乾熟地黃出神農本經主折跌絕筋傷中逐血痹填骨髓長肌肉作湯除寒熱積聚除痹久服輕身不老以上朱字神農本經主男子五勞七傷女子傷中胞漏下血破惡血溺血利大小腸去胃中宿食飽力斷絕補五臟內傷不足通血脉益氣力利耳目以上黑字名醫所錄

【名】熟芐

【苗】謹按苗葉文具生地黃條下舊本製治混而不分考其功用隨其生

熟故表出之然蒸曝者謂之熟地黄其製之法以生地黄去皮甆鍋上栁木甑蒸之攤曬令乾拌酒再蒸如此九度謂之九蒸九曝乃平易之法耳及據圖經曰八月取根以水浸驗其浮者名天黄不堪用半浮半沉者名人黄爲次惟沉水肥實者名地黄爲上以水浄洗併去細而根節瘦短者取二三十斤曝乾又以二三十斤搗取汁置銀磁器中入地黄浸令透先於飯上蒸三四過時時蒸曝使汁盡爲度其色黑如漆味甘如飴脂柔而潤澤此法爲至精也

【收】磁器藏之

用 根肥大柔潤者爲好

質 類乾黃精而細長

色 黑

味 甘

性 寒緩

氣 味厚氣薄陰中之陽

臭 香

主 補諸虛益腎水

行 手少陰經厥陰經足少陰經

助 得麥門冬清酒良

反 惡貝母畏蕪荑

治 療 藥性論云溫中下氣通血脉吐血不止 日華子云止鼻衂婦人崩中血暈 李杲云傷寒後脛股最痛新產後臍腹難禁

補 藥性論云補虛損久服變白延年 日華子云助心膽氣安魂定魄止驚悸勞劣心肺損助筋骨長志 李杲云活血氣封塡骨髓滋腎水補益眞陰

忌

蘿蔔葱白韭白薤白銅鐵器

草之草

蒼朮 無毒

植生

荊門軍蒼朮

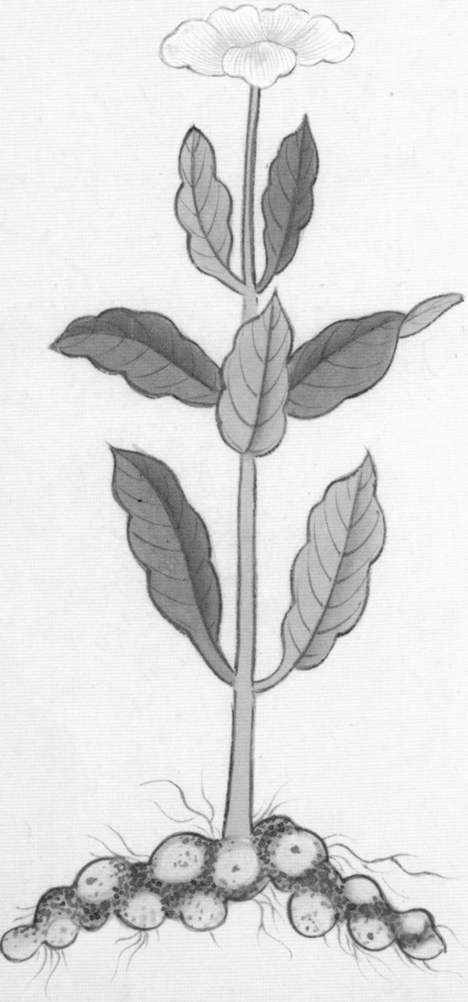

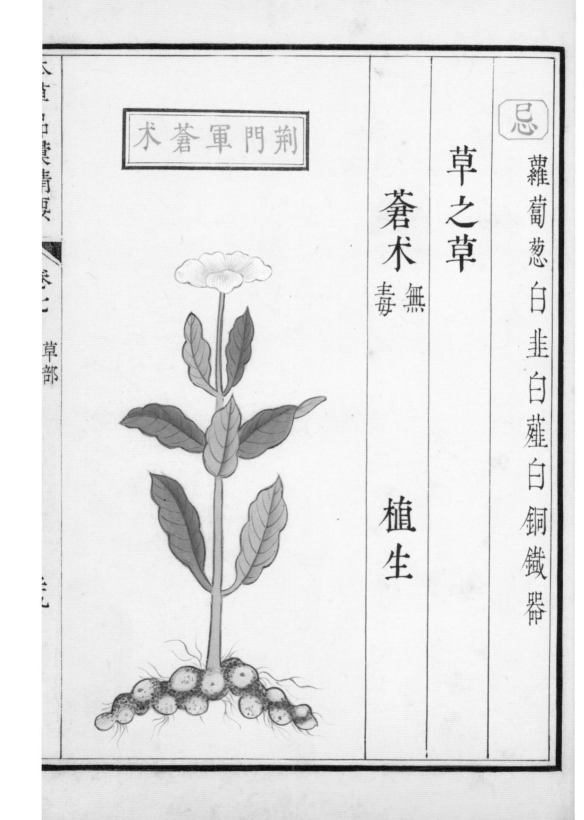

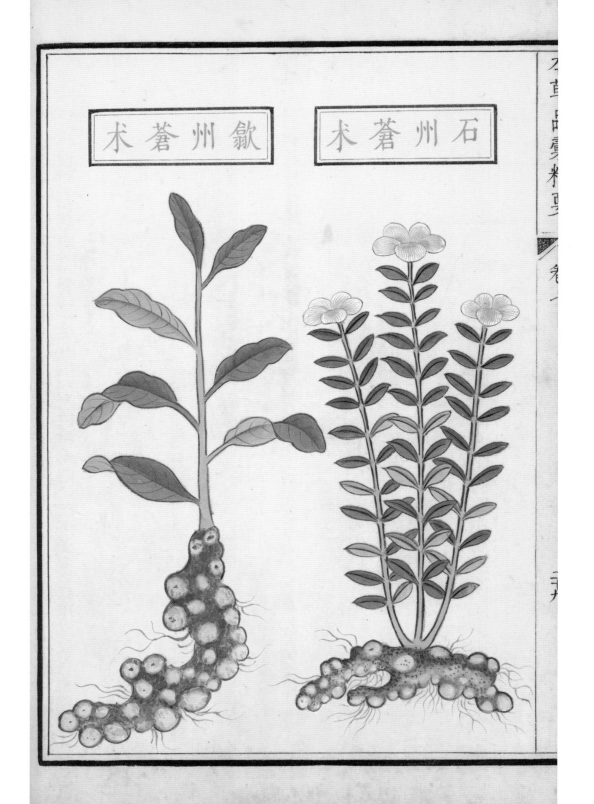

石州蒼朮

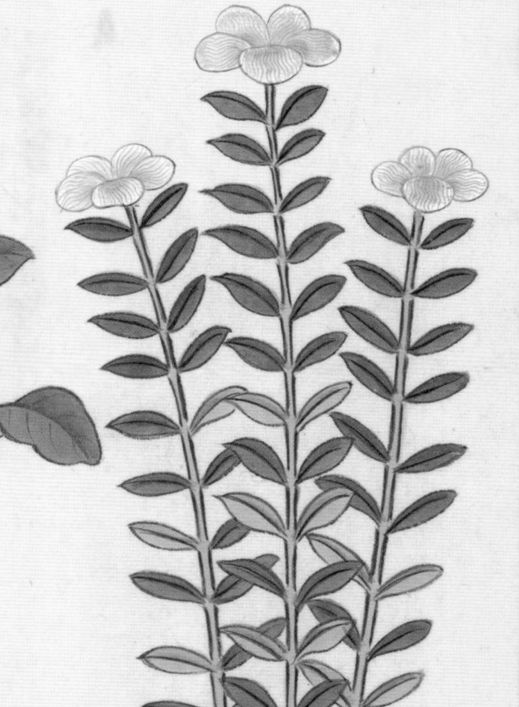

歙州蒼朮

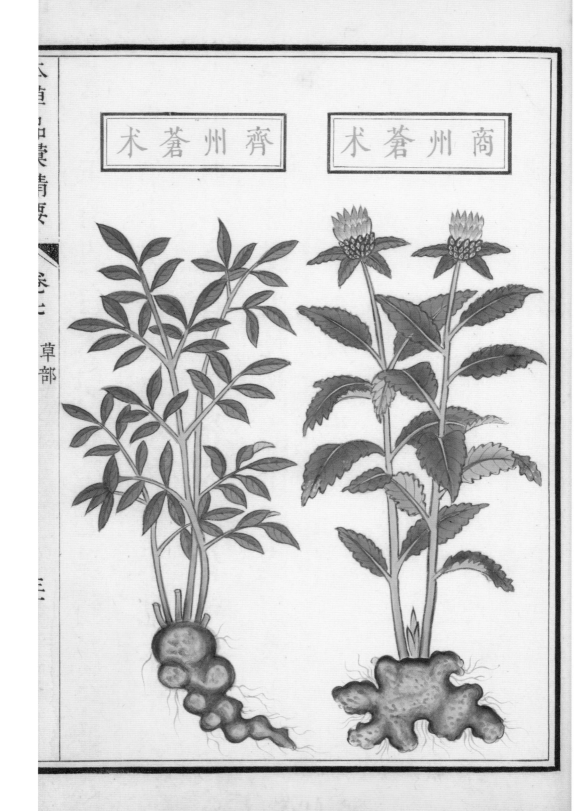

商州蒼术

齊州蒼术

蒼术主治與白术同若除上濕發汗功最大若補中焦除濕力小於白术也本草但言术而不分蒼白其蒼术别有雄壯之氣以其經泔浸火炒故能出汗與白术止汗特異用者不可以此代彼 名醫所錄

【名】山連 山精 天蘇 山薊

【苗】【圖經曰】春生苗葉葉細無毛兩兩相對莖作蒿簳狀而青赤色長二三尺夏開花似刺薊花而紫碧色入伏後結子至秋苗枯其根似薑而無椏傍

有細根皮黑肉黃中多膏液其味苦甘而烈惟春及秋冬取者爲佳易生白霜者是也

地 出鄭山山谷漢中南鄭今處處有之

道地 茅山蔣山嵩山者爲勝

時 生 春生苗

採 八九月十一十二月取根

收 暴乾

用 根乾堅實者爲好

質 類薑而無椏

色 黑褐

味 苦甘
性 温緩
氣 味厚氣薄陰中陽也
臭 香
主 除濕寬中
行 足陽明經足太陰經
助 防風地楡爲之使
製 米泔浸洗刮去麄皮

【治】療【藥性論云】大風𤻖痹心腹脹痛除寒熱水腫脹滿腹內冷痛吐瀉不任【日華子云】一切風疾冷氣腹脹婦人冷癥瘕溫疾山嵐瘴氣

【合】合香附撫芎解諸鬱

【忌】桃李雀肉菘菜胡荽大蒜青魚

草之草

白朮 無毒　植生

舒州白术　越州白术

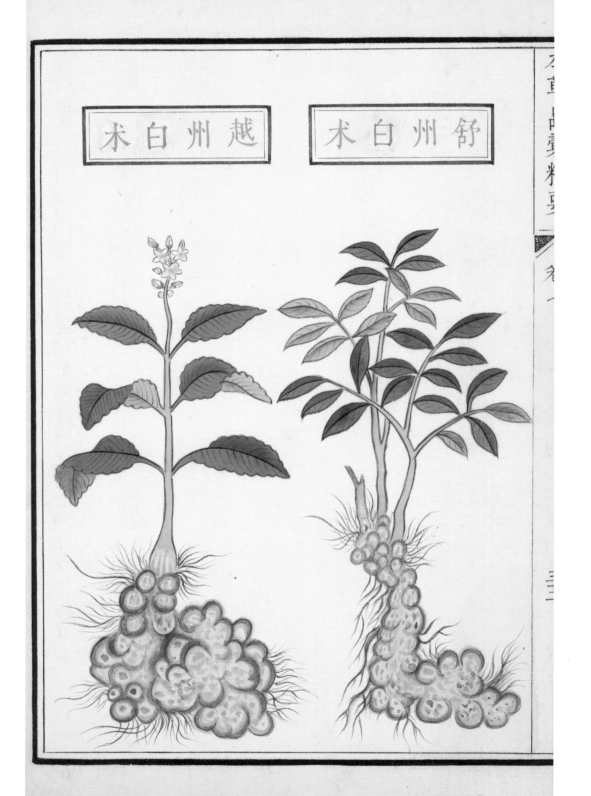

白朮 出神農本經 主風寒濕痺死肌痙 渠井切 疸止汗除熱消食作煎餌久服輕身延年不饑 以上朱字神農本經 主大風在身面風眩頭痛目淚出消痰水逐皮間風水結腫除心下急滿及霍亂吐下不止利腰臍間血益津液暖胃消穀嗜食 以上黑字名醫所錄

【名】山薑 山芬 馬薊 楊枹 音孚 薊 乞力伽

【苗】圖經曰 春生苗葉葉大有毛兩兩相對莖作蒿榦狀而青赤色長二三尺

夏開黃白花入伏後結子至秋苗苦其根似薑而有椏傍有細根皮褐肉白中少膏液其味甘苦而不烈惟春及秋冬取者佳剉碎不生霜者是也

謹按二朮圖經云春月採根蓋值春生之際元氣發於苗則根不實而力薄固非其時矣秋冬採之則元氣歸於根而力全也

地 圖經曰宣州舒州及鄭山山谷漢中南鄭今處處有之 道地 杭州於潛佳

時 生 春生苗 採 八九月十一十二月取根

收 暴乾

用 根堅白不油者為好

【質】類生薑而皮麄皺

【色】土褐

【味】甘

【性】溫洩緩

【氣】味厚氣薄陰中陽也

【臭】香

【主】除濕健脾

【行】手太陽經少陰經足陽明經太陰經少陰經厥陰經

助 防風地楡爲之使

製 去蘆刮皮

治 療藥性論云多年氣痢消導宿食開胃去痰涎止下洩嘔逆胃氣虛冷痢日華子云消痰治水氣利小便止翻胃及筋骨軟弱痃癖氣塊除煩長肌湯液本草云和中益氣利腰臍間血除胃中熱去諸經之濕及皮間風止汗消痞補胃通水道上而皮毛中而心胃下而腰臍在氣主氣在血主血日華子云五勞七傷壯腰膝

合 潔古云合枳實消痞悶○合人參芍藥補脾○合澤瀉療心下有水○合

黃芩能安胎

忌 桃李雀肉菘菜胡荽大蒜青魚

草之走

菟絲子 無毒 蔓生

單州菟絲子

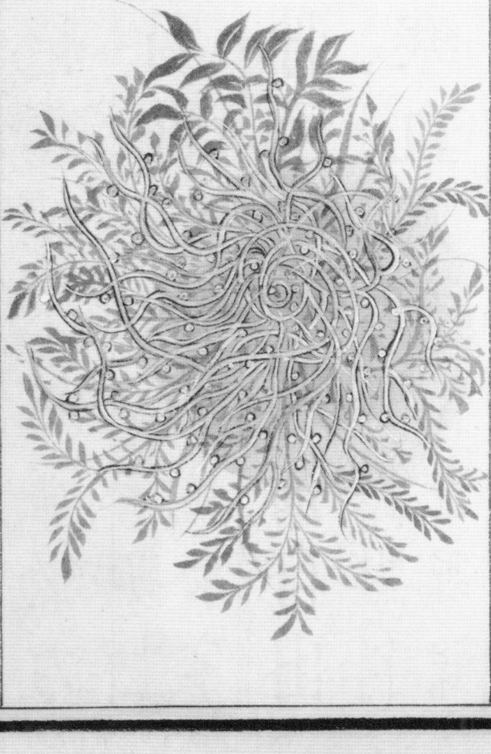

菟絲子 出神農本經 主續絕傷補不足益氣力肥健汁去面皯久服明目輕身延年 以上朱字神農本經 養肌強陰堅筋骨主莖中寒精自出溺有餘瀝口苦燥渴寒血爲積 以上黑字名醫所錄

【名】菟蘆 菟縷 菟纍 玉女 蔦 赤網 唐 蒙

【苗】圖經曰夏生苗如絲綜蔓延草木之上六七月結實極細如蠶子然有二種色黃而細者名赤網色淺而大者名菟纍其功用並同書傳多云菟絲無根其根不屬地假氣而生今觀其苗初生若絲遍地不能自起得草梗

則纏繞隨上而生其根漸絕於地
而寄空中信書傳之說不謬矣

地 圖經曰生朝鮮川澤田野及近京亦
有之道地冤句者爲勝

時 生夏生苗
採八月九月取實

收 暴乾

用 子堅實細者爲好

質 類如蠶子而細

色 土黃

味 辛甘

【性】平散緩

【氣】氣之薄者陽中之陰

【臭】香

【主】駐悅顏色强陰益精

【助】得酒良山藥松脂爲之使

【反】惡萑菌

【製】雷公云全採得去麄薄殼了用苦酒浸二日漉出用黄精自然汁浸一宿至明微用火煎至乾入臼中熱燒鐵杵一去三千餘杵成粉用苦酒并黄

精自然汁與菟絲子相對用之

【治】療藥性論云去腰疼膝冷及消渴熱中日華子云鬼交洩精尿血潤心肺

補藥性論云男子女人虛冷添精益髓日華子云五勞七傷

雷公云益氣助筋脉

【合】合牛膝內銀器中酒浸五日暴乾酒糊丸如桐子大空心酒下治丈夫腰膝積冷痛或頑麻無力

【贗】天碧草子爲僞

草之草

牛膝 無毒

植生

單州牛膝

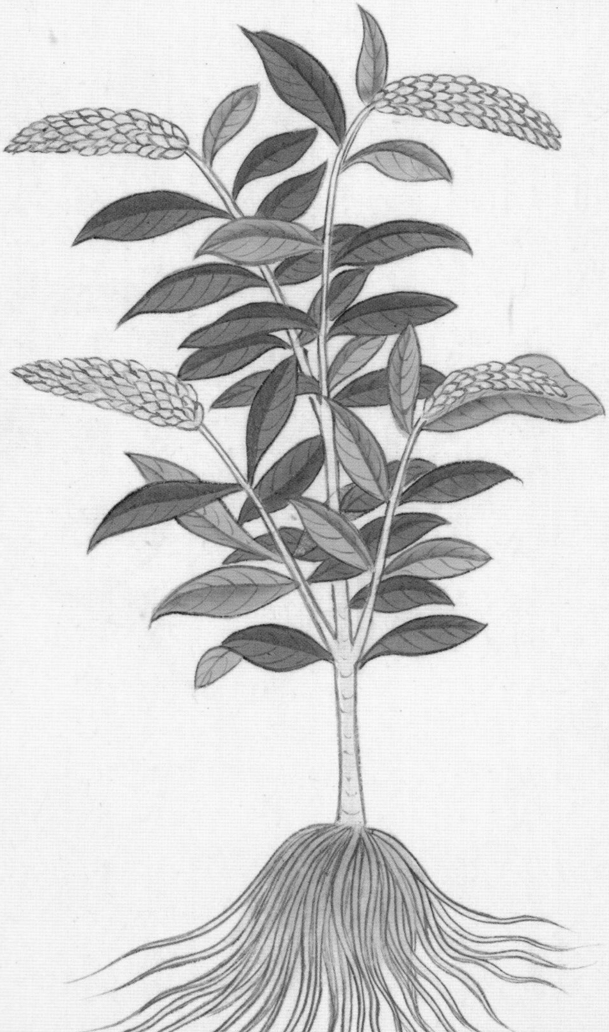

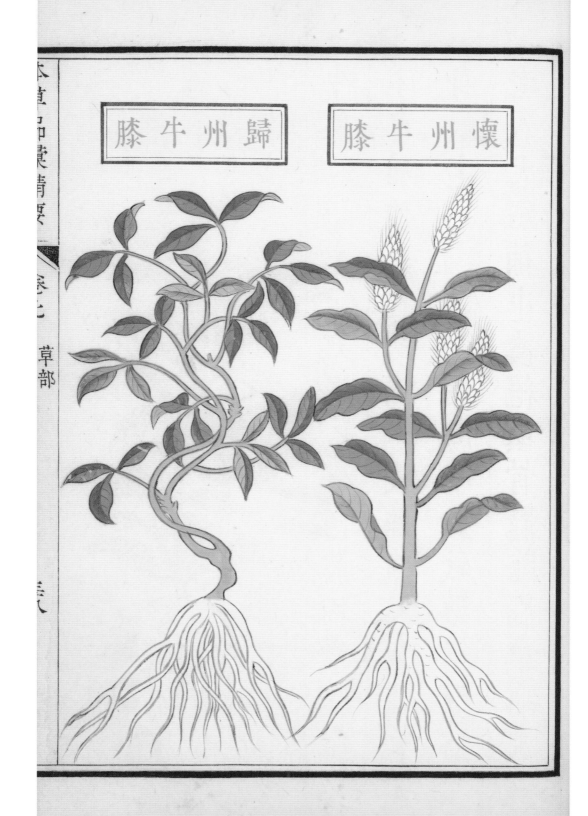

歸州牛膝

懷州牛膝

滁州牛膝

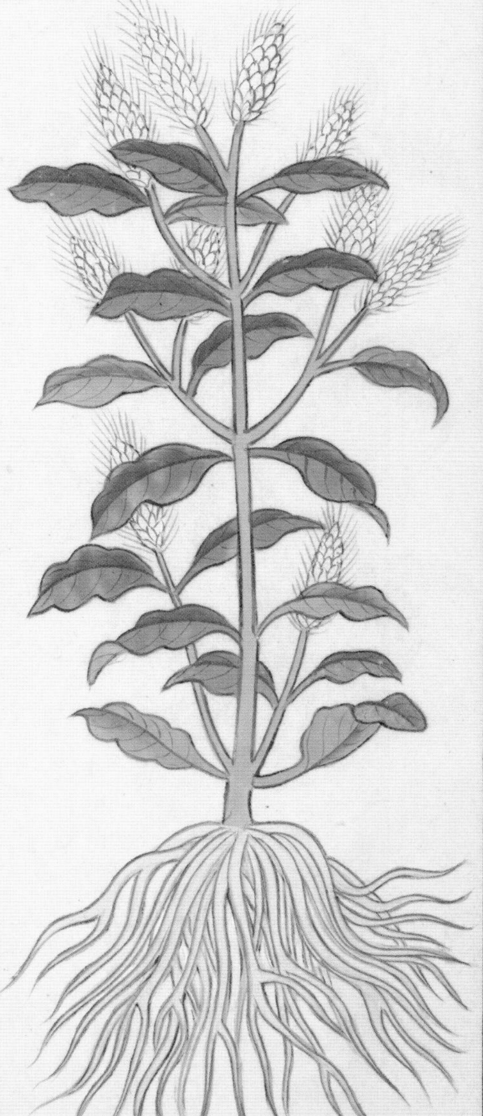

牛膝出神農本經主寒濕痿痹四肢拘攣膝痛不可屈伸逐血氣傷熱火爛墮胎久服輕身耐老以上朱字神農本經療傷中少氣男子陰消老人失溺補中續絕塡骨髓除腦中痛及

腰脊痛婦人月水不通血結益精利陰氣止髮白以上黑字名醫所錄

【名】百倍

【苗】圖經曰春生苗莖高二三尺青紫色有節如鶴膝及牛膝狀故以名之葉尖圓如匙兩兩相對於節上生花作穗秋結實甚細此有二種莖紫節大者爲雄青細者爲雌根極長大而柔潤者佳莖葉亦可單用

【地】圖經曰生河內川谷及臨朐今閩粵關中江淮蔡州蘇州亦有之道地懷州者爲佳

【時】【生】春生苗　【採】二月八月十月取根

【收】陰乾

【用】根肥潤者爲好

【色】土褐

【味】苦酸

【性】平緩收

【氣】氣之薄者陽中之陰

【臭】腥

【主】填髓壯筋

【反】惡螢火陸英龜甲畏白前

【製】〔雷公云〕去蘆并土以黃精自然汁浸一宿漉出焙乾剉碎用或酒浸炒用

【治】〔療藥性論云〕陰痿逐惡血流結〔日華子云〕腰膝軟怯冷弱破癥結排膿止痛産後心腹痛并血暈落死胎

【補】〔藥性論云〕益腎填精助十二經脉病人虛羸加用之〔日華子云〕壯陽

【合】合酒煮飲療小便不利莖中痛欲死兼婦人血結腹堅痛○爲末五兩合生地黃汁五升晝暴夜浸汁乾爲度蜜丸桐子大每服五六十丸空心溫

酒下治消渴不止下元虛損久服壯
筋骨駐顏色黑髮津液自生○爲末
合酒服方寸匕日三療風瘙
癮瘮并骨疽癩病及瘖瘑

禁 妊娠不可服

忌 牛肉

草之木

茺蔚子 無毒　特生

茺蔚子

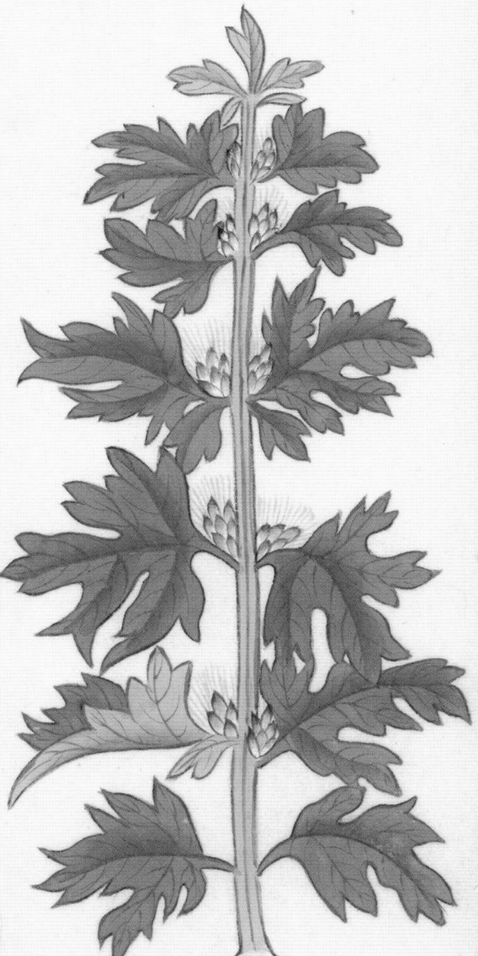

茺蔚子 出神農本經 主明目益精除水氣久服

輕身○莖主癮瘮癢可作浴湯 以上朱字神農本經

子療血逆大熱頭痛心煩 以上黑字名醫所錄

名 蓷 臭穢 蕉蓷 萑蓷 蓷

莖 益母 益明 大札 鬱臭草

苦低草　貞蔚　負擔　夏枯草

苗　圖經曰葉似荏葉莖作四方稜至夏節節開白花實似雞冠子黑色陸機云韓詩及三蒼皆云蓷益母也故曾子見子感恩劉歆亦謂蓷臭穢即茺蔚是也

地　圖經曰生海濵池澤及園圃田野間處處有之

時　生春生苗　採五月取莖九月取子

收　暴乾

用　子　莖

【質】類菥蓂子

【色】黑

【味】辛甘

【性】微溫緩散

【氣】氣之薄者陽也

【臭】臭

【主】子明目益精　葉難產浮腫

【製】圖經曰唐天后錬益母草澤面法五月五日採根苗具者勿令著土暴乾

擣羅以水和之令極熟團之如雞子大再暴仍作鑪四傍開竅上下置火安藥中央大火燒一炊久即去大火留小火養之勿令絕經一伏時出之甆器中研治篩再研三日收之使如澡豆法

治

療陳藏器云入面藥令人光澤○莖傅乳癰惡腫痛服汁消浮腫下水圖經曰莖煮食療小兒疳痢沉困垂死者飲汁療女子因熱病胎死腹中及難產唐本注云莖產後血脹悶諸雜毒腫丹遊等腫擣傅疔腫并取汁服使毒內消及滴耳中消聤耳虺蛇毒傅之良名醫別錄云莖葉汁療產後血暈心氣絕

【合治】莖煎膏合酒服治折傷內損天陰則痛及產婦惡露不盡血暈諸疾○燒灰以麵湯溲燒之徧除面上風刺

【忌】鐵器

草之草

萎蕤 無毒 植生

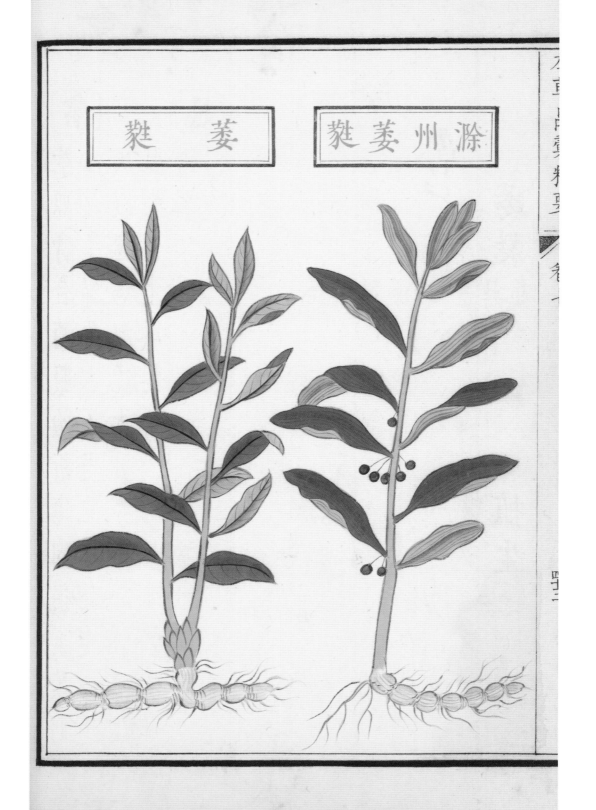

滁州萎蕤

萎蕤

萎蕤 出神農本經 主中風暴熱不能動搖跌筋結肉諸不足久服去面黑䵟好顏色潤澤輕身不老 以上朱字神農本經 心腹結氣虛熱濕毒腰痛莖中寒及目痛眥爛淚出 以上黑字名醫所錄

【名】萎萎 地節 玉竹 馬薰 熒

【苗】圖經曰 葉狹而長表白裏青亦類黃精莖幹強直似竹箭簳有節節上有毛莖班葉尖處有小黃點三月開青花結青圓實根黃多鬚大如指長一二尺或云可啖

謹按本經與女萎同條云是一物二名又云自是二物然女萎味辛性溫主霍亂洩痢萎蕤味甘平主虛熱濕毒腰痛况萎蕤用根而女萎用苗葉二者主治旣殊實非一物矣

地 圖經曰生泰山山谷丘陵滁州舒州漢中

時 生初春生苗 採立春後取根

收 陰乾

用 根

質 類黃精而小異

色 淡黃

味 甘

性 平緩

氣 氣厚於味陽也

臭 腥

主 潤肺除熱

反 畏鹵鹹

製 雷公云竹刀刮去節皮洗净以蜜水浸一宿蒸焙用

【治】療圖經曰虛熱濕毒腰痛藥性論云時疾寒熱頭痛不安加而用之陳藏器云調氣血日華子云除煩悶止渴潤心肺及天行熱狂

補藥性論云內補不足虛勞客熱陳藏器云聽耳明目令人强壯蕭炳云補中益氣日華子云五勞七傷虛損腰脚疼痛

【合】合漆葉爲散療五臟益精去三蟲輕身不老變白潤肌膚煖腰脚

【贗】鉤吻黃精爲僞

草之草

防葵無毒　植生

襄州防葵

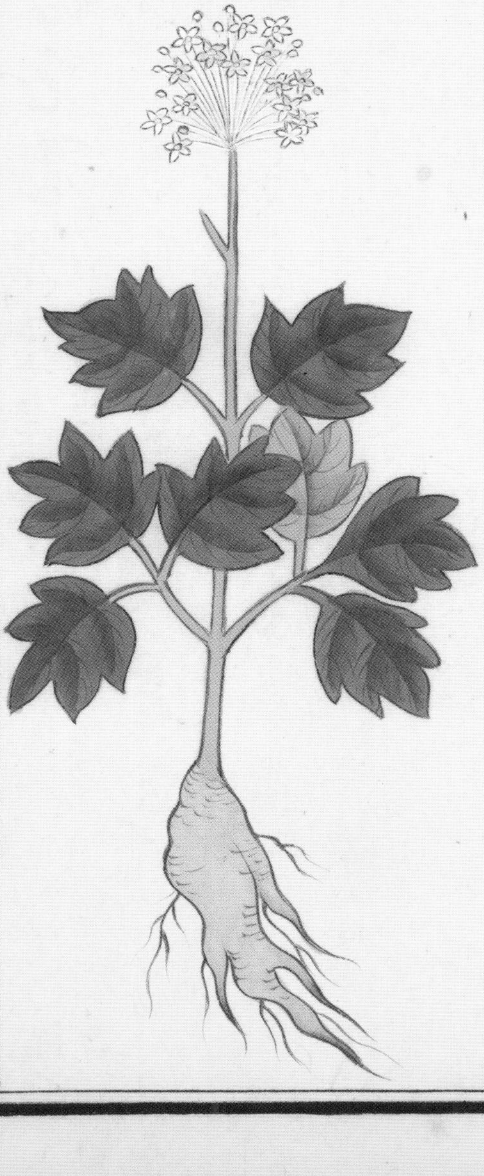

防葵出神農本經　主疝瘕腸洩膀胱熱結溺不下欬逆溫瘧癲癇驚邪狂走久服堅骨髓

益氣輕身以上朱字神農本經療五臟虛氣小腹支滿臚脹口乾除腎邪強志中火者不可服令人恍惚見鬼以上黑字名醫所錄

名 梨蓋 房慈 爵離 農果 利茹 方蓋

苗 圖經曰春生葉似葵葉每莖三葉一本十數莖中發一幹其端六月開花如葱花景天輩其根葉似葵花子根香味似防風故名防葵今以枯朽狼毒當之極爲謬矣其防葵置水不沉狼毒則不然以此爲別爾

地 圖經曰生臨淄川谷及嵩高少室泰山襄陽望楚山東皆有之 道地 興州

【時】【生】春生葉【採】三月三日取根

【收】暴乾

【用】根不蚛者爲好

【質】類防風

【色】土黃

【味】辛甘苦

【性】寒散洩

【氣】味厚於氣陰中之陽

【臭】香

【主】邪氣驚狂

【製】雷公云凡使先須揀去蚛末用甘草湯浸一宿漉出暴乾用黃精自然汁一二升拌了上器中炒令黃精汁盡爲度

【治】療藥性論云疝氣痃癖氣塊膀胱宿水血氣瘤大如桃悉能消散鬼瘧百邪鬼魅精惟通氣

【贗】枯朽狼毒爲僞

草之草

柴胡 無毒

植生

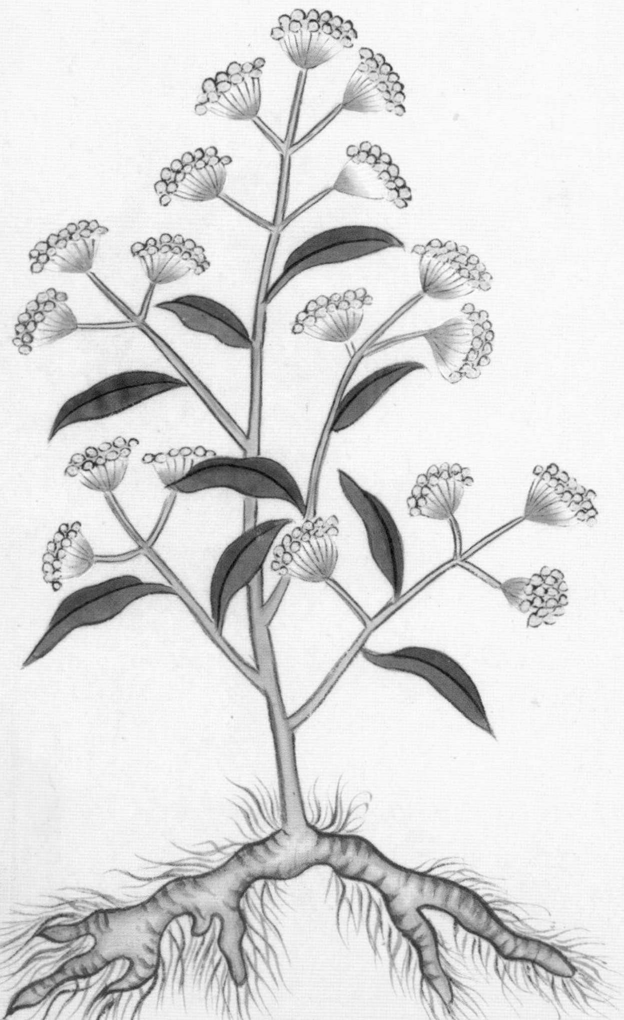

襄州柴胡

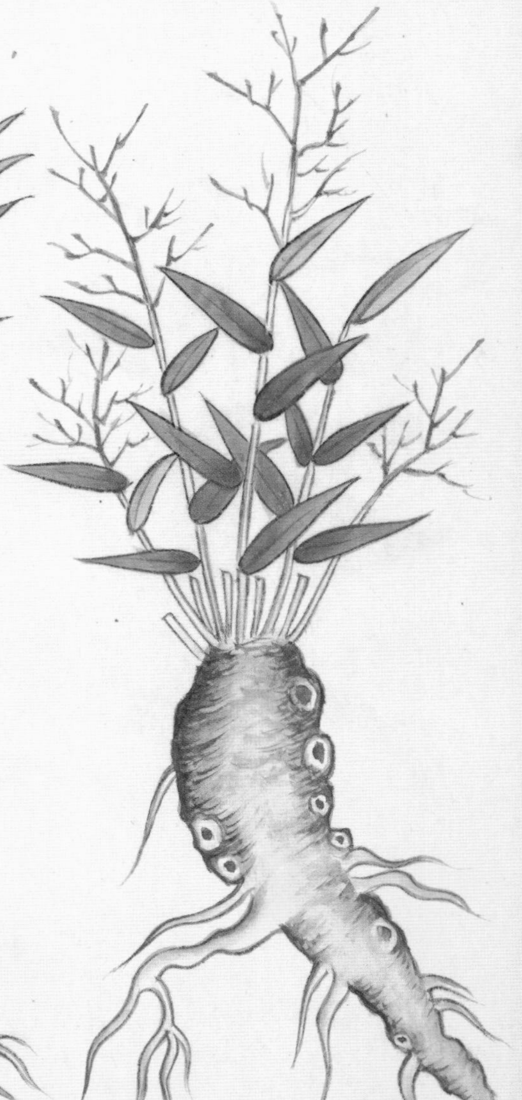

淄州柴胡

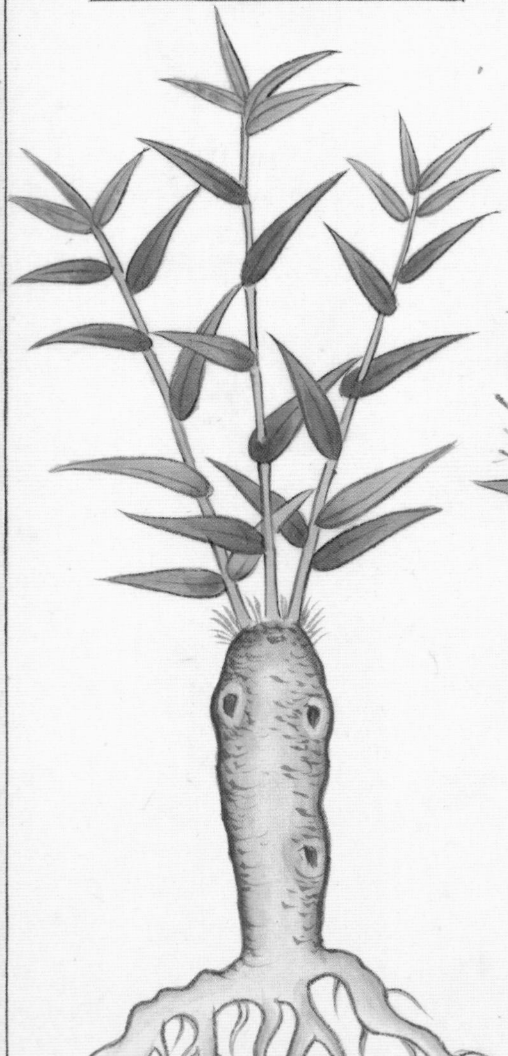

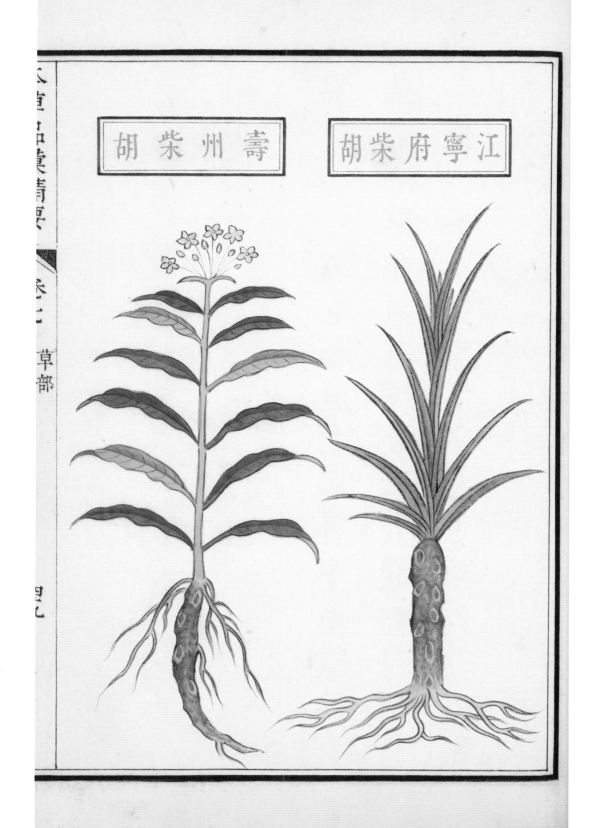

江寧府柴胡

壽州柴胡

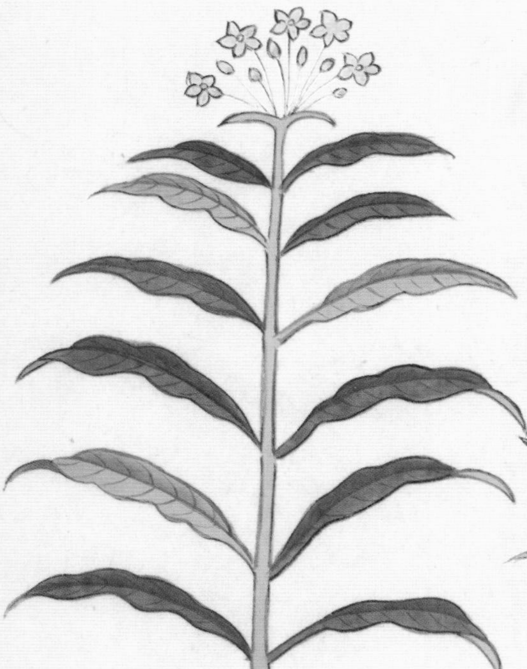

滁州柴胡

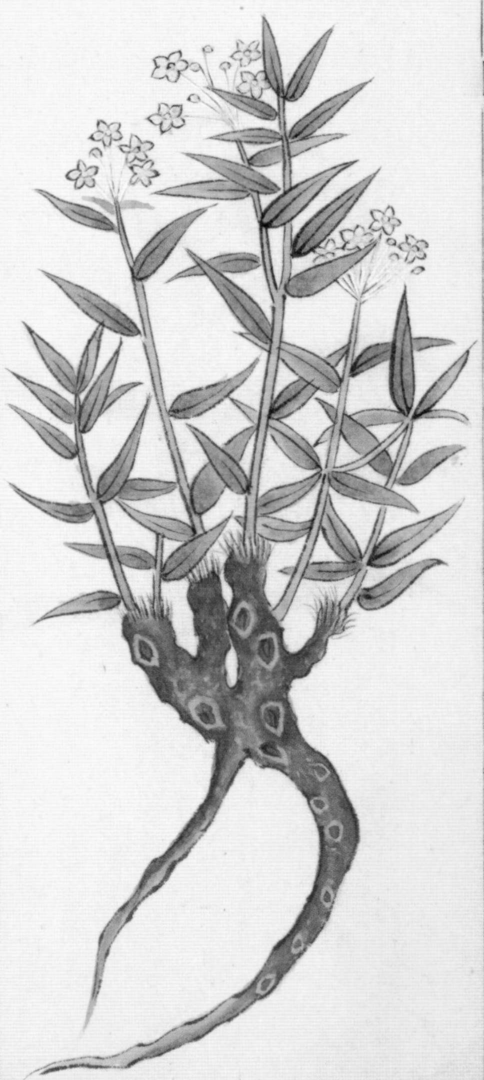

柴胡 出神農本經 主心腹去腸胃中結氣飲食積聚寒熱邪氣推陳致新久服輕身明目益精 以上朱字神農本經 除傷寒心下煩熱諸痰熱結實胸中邪逆五臟間遊氣大腸停積水

脹及濕痺拘攣亦可作浴湯 以上黑字名醫所錄

名 地薰 山菜 茹草葉 芸蒿 柴薑 邈音貌 柴草

苗 圖經曰 二月生苗甚香莖青紫葉似竹葉稍緊有似斜蒿亦有似麥門冬而短者七月開黃花一種生丹州者結青子與他處者不類根赤色似前胡而強蘆頭有赤毛如鼠尾獨窠長者爲佳

地 圖經曰 生洪農山谷及寃句今關陝江湖間近道皆有之 道地 銀州壽州灤州者爲佳

時 生 春生苗
採 二月八月取根

【收】暴乾
【用】根柔軟者爲好
【質】類前胡而細小
【色】紫赤
【味】微苦
【性】平微寒洩
【氣】氣味俱輕純陽【丹溪云】陰中之陽
【臭】香

【主】傷寒往來寒熱

【行】足少陽經厥陰經

【助】半夏爲之使

【反】畏女菀藜蘆惡皂莢

【製】雷公云去蘆銀刀削上赤薄皮少許細剉用之勿令犯火

【治】療藥性論云熱勞骨節煩疼熱氣肩背疼痛宣暢血氣下氣消食及時疾內外熱不解蕭炳云痰滿胸脇中痞日華子云除煩止驚消痰止嗽潤心肺及天行瘟疾熱狂乏絕胸脇氣滿健忘湯液本草云除虛

勞寒熱去早晨潮熱及心下痞胸膈痛并往來寒熱膽痹李杲云左右兩傍脇下痛日晡潮熱往來生在臟調經內主血在肌主氣上行經

補藥性論云勞乏羸瘦日華子云五勞七傷益氣力添精補髓衍義曰柴胡本經並無一字治勞今人治勞方中鮮有不用者凡此誤世甚多甞原病勞有一種眞臟虛損復受邪熱因虛而致勞故曰勞者牢也須當斟酌用之如經驗方治勞熱青蒿煎丸用柴胡正合宜耳服之無不効日華子云味甘補五勞七傷除煩止驚益氣力藥性論云謂治勞乏羸瘦若此等病苟無實

執醫者取而用之不亡何待註釋
本草一字亦不可忽盖萬世所誤
無窮也苟有明哲之士自可處制
中下之士不肯考究枉致淪沒可
不謹哉可不戒哉如張仲景治寒
熱往來如瘧用柴胡正合其宜

合茯苓桔梗大黃石膏麻子仁甘草
桂以水一㪷煑取四升入消石三方
寸匕療傷寒寒熱
頭痛心下煩滿

草之草

麥門冬 無毒

叢生

隨州麥門冬

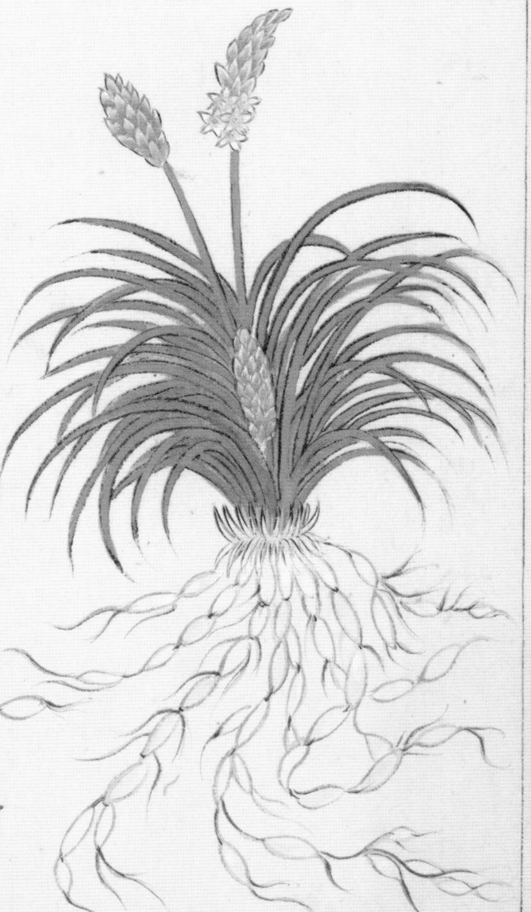

睦州麥門冬

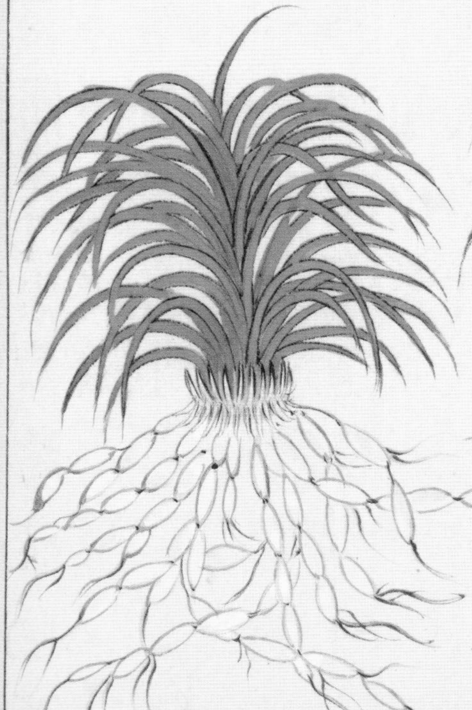

麥門冬 出神農本經 主心腹結氣傷中傷飽胃絡脈絕羸瘦短氣久服輕身不老不飢 以上朱字神農本經 身重目黃心下支滿虛勞客熱口乾燥渴止嘔吐愈痿蹷強陰益精消穀調中保神定肺氣安五臟令人肥健美顏色有子 以上黑字名醫所錄

名 羊韭 愛韭 馬韭 虋闇 火冬 忍陵 僕壘 隨脂 不死藥 忍冬 羊蓍 禹葭 禹餘糧

【苗】【圖經曰】葉青似莎草長及尺餘四季不凋根黃白色有鬚根作連珠形似穬麥顆故名麥門冬四月開淡紅花如紅蓼花實碧而圓如珠江南出者葉大如鹿葱小者如韭大小雖有三四種其功用亦相似也

【地】【圖經曰】生函谷川谷及堤坂肥土石間久廢處今所在有之【道地】江寧新安者佳吳地尤勝

【時】【生】四季不凋【採】二月三月八月十月取根

【收】陰乾

【用】根上子以肥大者爲好

質 根如連珠形似穬麥顆

色 淡碧

味 甘微苦

性 平洩緩

氣 氣厚於味陽中微陰

臭 朽

主 肺熱煩渴

行 手太陰經

助 地黃車前子爲之使

反 畏苦參青蘘苦芺木耳惡款冬花苦瓠

製 凡使以水漬漉周潤俟柔軟去心用若以湯浸則氣味失矣

治 療藥性論云熱毒止煩渴面目肢節浮腫下水肺痿吐膿療心腹結氣身黑目黃心下苦支滿日華子云止渴肥人時疾熱狂頭痛止嗽陳藏器云止煩熱消渴身重目黃寒熱體勞止嘔開胃下痰飲東垣云退肺中隱伏之火生肺中不足之金止燥渴陰得其養補虛勞益氣强陰

補藥性論云泄精日華子云五勞七

傷安魂定魄〔衍義曰〕心肺虛熱并
虛勞客熱〔湯液本草云〕益心氣不
足及血
妄行

〔合治〕鮮肥麥門冬二兩以苦瓠汁浸經宿
去心擣爛內宣州九節黃連末二兩
和劑並手丸如梧桐子大食後飲下
五十丸止消渴○合白蜜銀器中重
湯煑攪不停手候如飴乃成酒化溫
服之補中益心悅顏色安神益氣令
人肥健其力甚駛○合五味子人
參爲生脉之劑補肺中元氣不足

〔禁〕不抽心令人煩悶絕
穀寒多人不可服

草之草

獨活 無毒

叢生

文州獨活

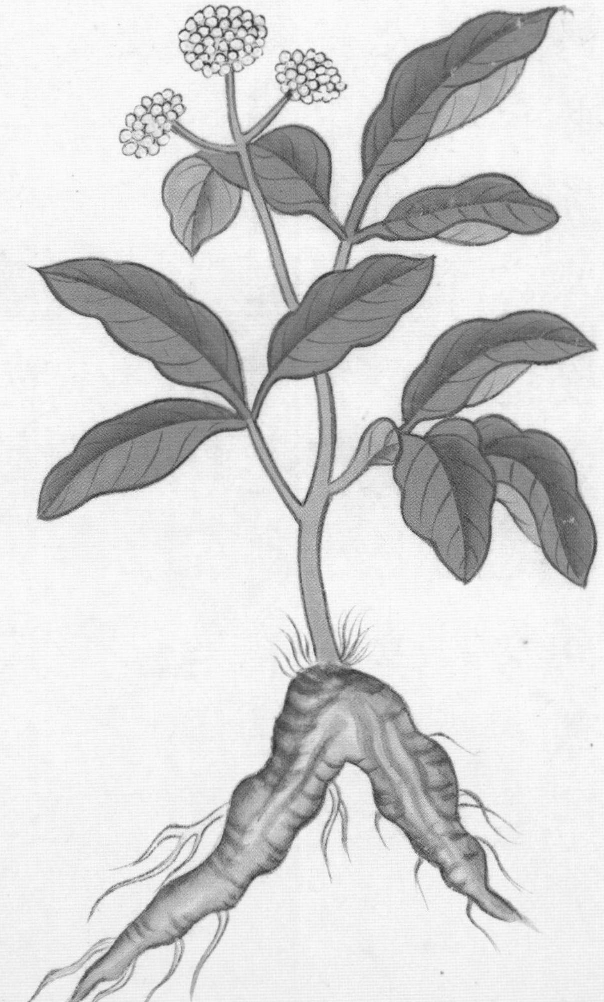

鳳翔府獨活

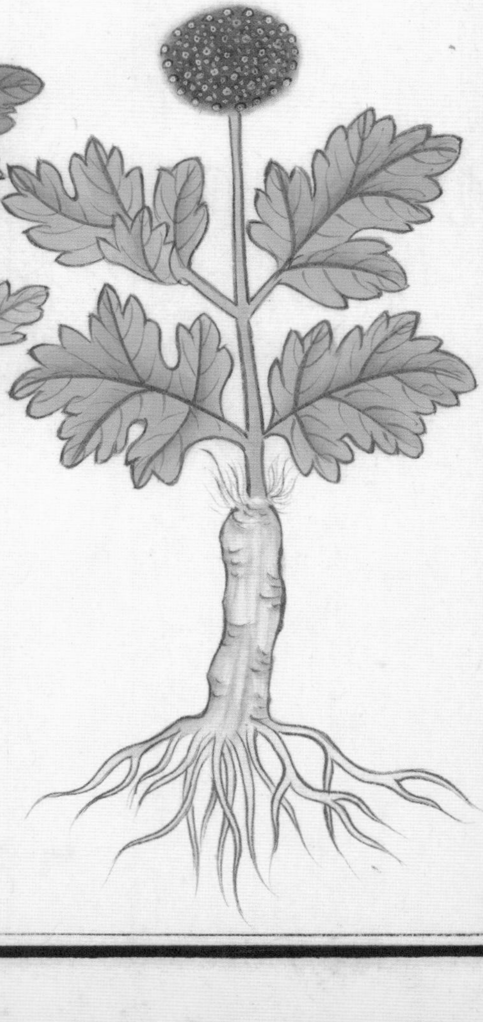

茂州獨活

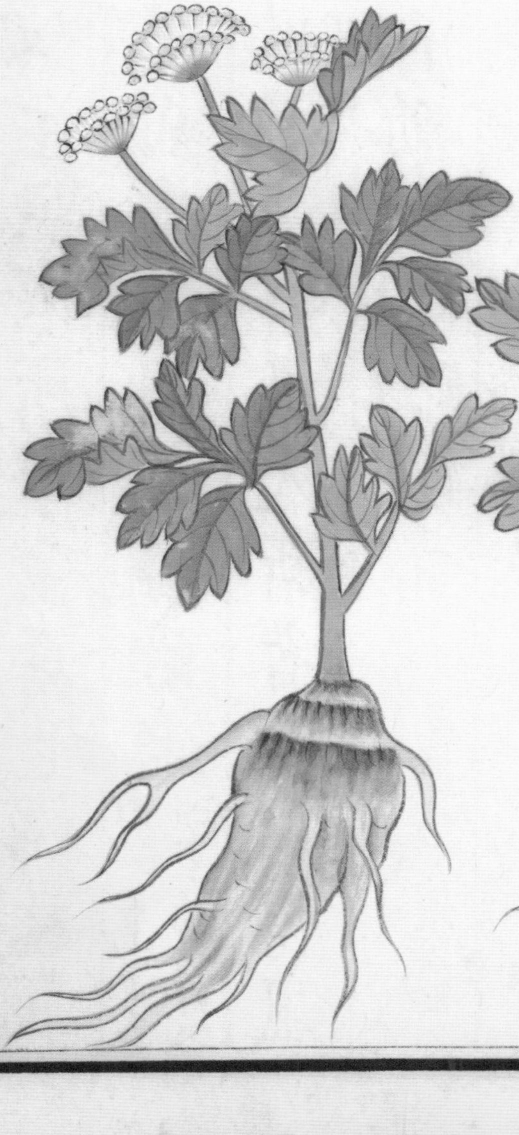

獨活 出神農本經 主風寒所擊金瘡止痛賁豚
癇痓 音熾 女子疝瘕久服輕身耐老 以上朱字神農本經
療諸賊風百節痛風久新者此草得風
不搖無風自動 以上黑字名醫所錄

名 胡王使者 獨搖草

苗 圖經曰 春生苗葉如青麻六月開花
作叢而黃夾石上生者結實時則葉
黃土脉中生者則葉青此草一莖直
上得風不搖無風自動故名獨活以
微黃白色而作塊
形虛大者是也

地 圖經曰雍州川谷或隴西南安及文州鳳翔府陶隱居云出益州北部及西川茂州道地蜀漢者爲佳

時 生春生苗 採二月八月取根

收 暴乾

用 根虛大者爲好

質 類前胡而麤大

色 微黃白

味 苦辛

【性】溫洩散

【氣】氣味俱薄陽也（東垣云）陰中之陽

【臭】香

【主】風寒濕痹

【行】足少陰經

【助】蠡實爲之使

【製】去蘆淨用

【治】（療）（藥性論云）諸中風濕冷奔喘逆氣皮肌苦痒手足攣痛勞損及風毒

齒痛湯液本草云頭眩目暈及燥
濕經云風能勝濕又云獨活細而
低治足少陰伏風而不治太陽故
兩足寒濕痹不能動止非此不能
除東垣云諸風掉眩頭項
難伸風寒濕痹兩足不仁
【合治】合細辛療少陰經頭痛○合地黃等
分每服三錢治牙風上攻腫痛○每
用四兩合好酒一升煎半升溫
服治中風通身冷口噤不知人

草之草

羌活 無毒 叢生

文州羌活

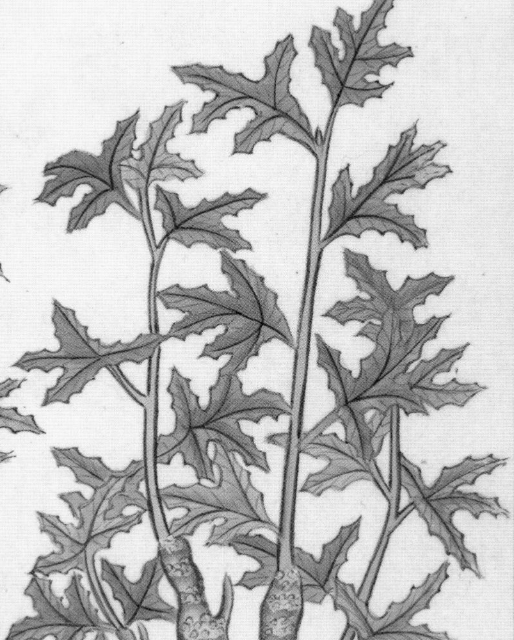

寧化軍羌活

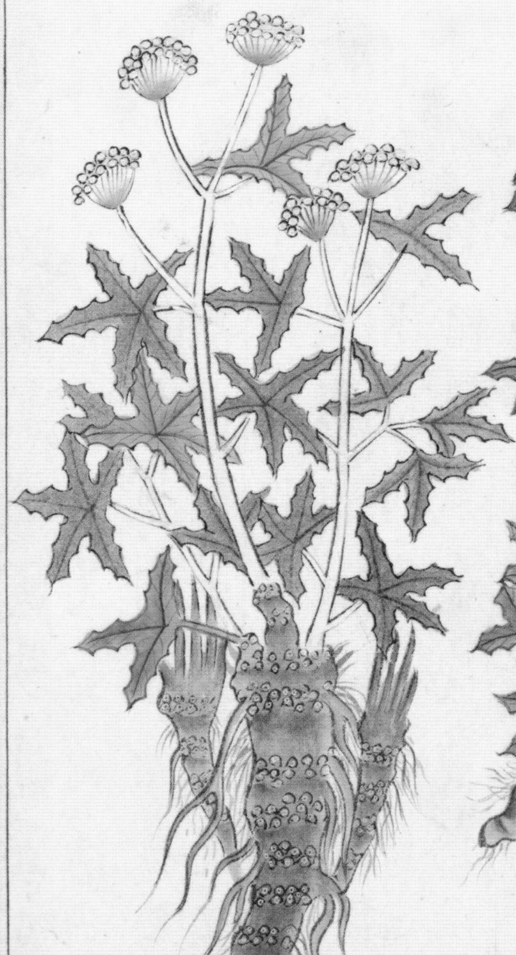

羌活主遍身百節疼痛肌表八風賊邪除新舊風濕排腐肉疽瘡亦去溫濕風一身盡痛非此不能除名醫所錄

名 羌青 護羌使者

苗 圖經曰春生苗葉如青麻六月開花作叢而紫夾石上生者結實時則葉黃土脉中生者則葉青此草得風不搖無風自動以紫色而節密者為羌活也

謹按舊本羌獨不分混而為一然其形色功用不同表裏行經亦異

故分爲二則
各適其用也

【地】圖經曰出雍州川谷或隴西南安及文州寧化軍陶隱居云出益州北部及西川道地今蜀漢出者佳

【時】生春生苗
採二月八月取根

【收】暴乾

【用】根節密者爲佳

【質】類川大黃苗而有節

【色】紫赤

【味】苦辛

【性】温散

【氣】氣味俱輕陽也【東垣云】陰中之陽

【臭】香

【主】肢節疼痛

【行】足太陽經厥陰經

【助】蠡實爲之使

【製】去蘆淨用

治　療　唐本注云除風兼水　藥性論云賊
風失音不語多痒血癩手足不遂
口面喎斜遍身𤸷痺　日華子云一
切風并氣筋骨拳攣四肢羸劣頭
旋明目赤疼及伏
梁水氣通利五臟
補　日華子云五勞七傷
虛損冷氣骨節酸疼
合　爲末每服五錢水酒各半盞煎去滓
溫服治產後中風語澁四肢拘急○
合川芎治足太陽
少陰頭痛透關節

草之草

升麻　無毒　植生

漢州升麻

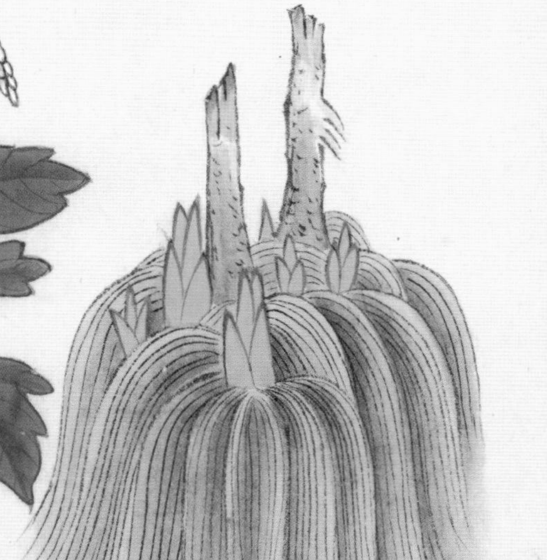

茂州升麻

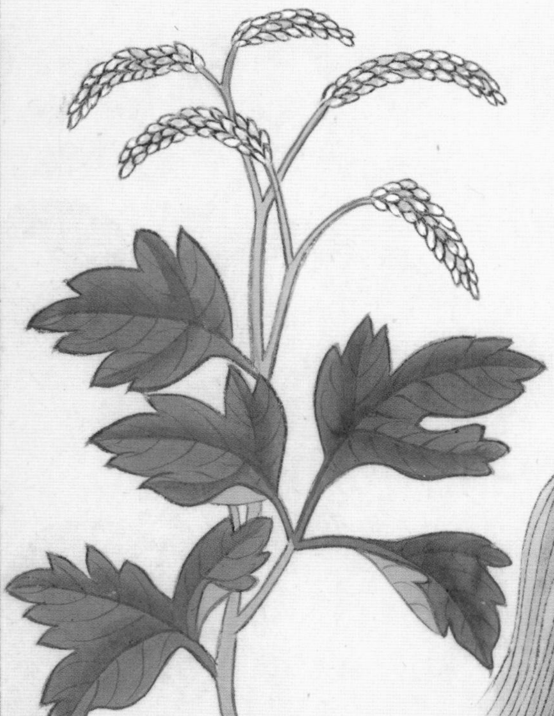

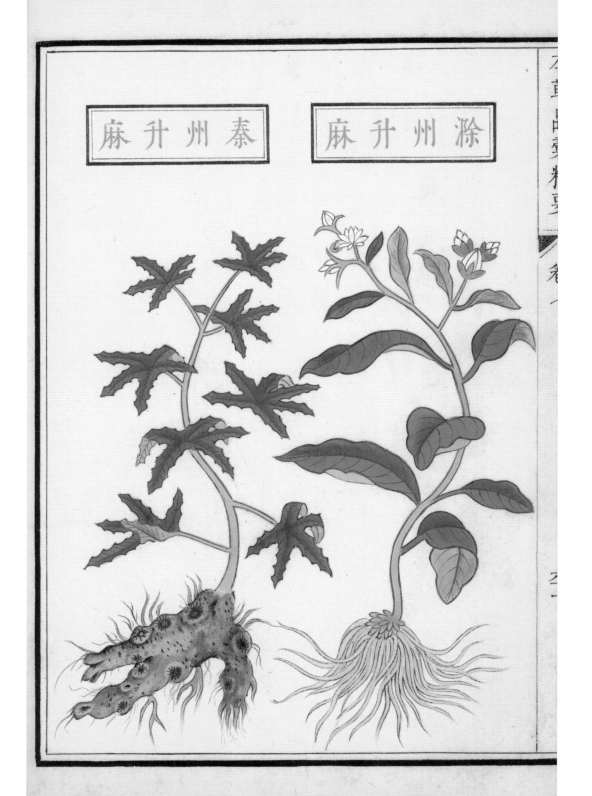

滁州升麻

秦州升麻

升麻主解百毒殺百精老物殃鬼辟瘟疫

瘴氣邪氣蠱毒入口皆吐出中惡腹痛時

氣毒癘頭痛寒熱風腫諸毒喉痛口瘡久

服不夭輕身長年名醫所錄

名 周麻

苗 圖經曰春生苗高二三尺葉似麻葉而青四五月著白花似粟穗六月結黑實根紫如蒿根有鬚多孔其孔如眼用引諸藥上升故俗謂之鬼眼升麻也

地　圖經曰出陝西及寧州嵩高淮南州郡皆有之道地益州川谷及蜀川者爲勝

時　生春生苗採二月八月取根

收　暴乾

用　根堅實者爲好

質　類羗活而多鬚

色　青白

味　甘苦

性 平微寒

氣 氣厚味薄陽中之陰【東垣云】陰中之陽

臭 香

主 解肌升胃氣

行 手陽明經太陰經足陽明經

製【雷公云】以刀刮去麤皮一重用黃精自然汁浸一宿出蒸暴乾用

治【療圖經曰】咽喉腫痛口舌生瘡解傷寒頭痛并諸丹毒【藥性論云】小兒風驚癇時氣熱壅閉不通口瘡煩悶療癰腫豌豆瘡水煎綿沾拭瘡

上又主百邪鬼魅【日華子云】安魂
定魄鬼附啼泣遊風腫毒口氣疳
䘌【丹溪云】理胃解肌肉間熱脾痹
手足陽明傷風引用之要藥及發
散本經
風邪
【補】【湯液本草云】元氣不足者用此於
陰中升陽氣於上行不可缺也
【合】合犀角黃芩朴消梔子大黃各二兩
豉二升微熬同擣末蜜丸每服三十
丸治四肢大熱大便難○以五兩合
水蜜煎三沸半服半傅治時行病發
瘡○合芍藥葛根等分甘草少許治
春温頭疼發熱及小兒斑瘮
【禁】升麻入足陽明若初病太陽證便服
升麻葛根發出陽明經汗或失之過

陽明經燥太陽經不可解必傳陽明
矣投湯不當非徒無益而又害之

【代】瘀血入裏若衄血吐血者犀角地黃
湯乃陽明經聖藥也如無犀角以升
麻代之升麻犀角性味相遠不同何
以代之蓋以升麻止是引地黃及餘
藥同入
陽明爾

【解】喉痹腫邪氣惡毒入腹

【贗】落新婦爲僞

草之草

車前子 無毒 叢生

車前子

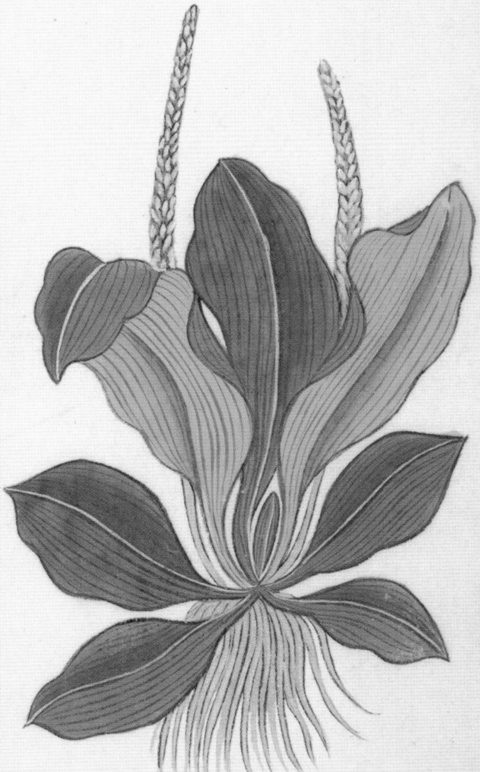

車前子出神農本經主氣癃止痛利水道小便除濕痹久服輕身耐老以上朱字神農本經男子傷中女子淋瀝不欲食養肺強陰益精令人有子明目療赤痛○葉及根味甘寒主金

瘡止血衂鼻瘀血血瘕下血小便赤止煩

下氣除小蟲 以上黑字名醫所錄

名 當道 蝦蟇衣 馬舄音昔 勝舄 牛遺 牛舌草 芣音浮苢音以

苗 圖經曰春生葉布地如匙面累年者長及尺餘穗如鼠尾花甚細青色微赤實如葶藶赤黑色今人家庭除中多有之亦可作茹蜀中尤尚郭璞云大葉長穗好生道傍喜在牛跡中生故曰車前當道也

地 圖經曰生眞定平澤丘陵道路中今江湖淮甸近京北地處處有之 道地 開州者爲最

時
- **生** 春生苗
- **採** 五月五日取苗七月八月取實

收 陰乾

用 子黑細者爲好

質 類雞冠子

色 黑

味 甘鹹

性 冷輭

氣 味厚於氣陰中之陽

臭　朽

主　明目利小便

助　常山爲之使

製　雷公云凡使須一窠有九葉內蘂莖可長一尺二寸者和蘂葉根去土稱重一鎰者力全堪用使葉勿使蘂莖其葉剉於新瓦上攤乾用之

治　療圖經曰婦人難產○葉生研以水解飲之止衄血藥性論云去風毒肝中風熱毒風衝眼目赤痛障翳腦痛淚出及心胸煩熱葉主尿血明目利小便通五淋蕭炳云養肝東垣云利小便而不走氣

【補藥性論云】葉補五臟

【合治】合常山爲使通小便淋澁壯陽治脫精心煩下氣○以五兩合葵根切一升以水五升煎取一升半分三服治妊娠患淋小便澁水道熱而不通○爲末合米飲服二錢治瀉如神○合乾地黃麥門冬等分爲末蜜丸如梧桐子大服之治久患內障眼○葉絞取汁一盞入蜜一合煎温作二服治熱痢不止者

【禁】葉擣取汁服療洩精大誤矣此藥甘滑利小便走洩精氣及主小便赤下氣有人作菜食小便不禁嘗爲所誤

草之木

木香 無毒 植生

木香

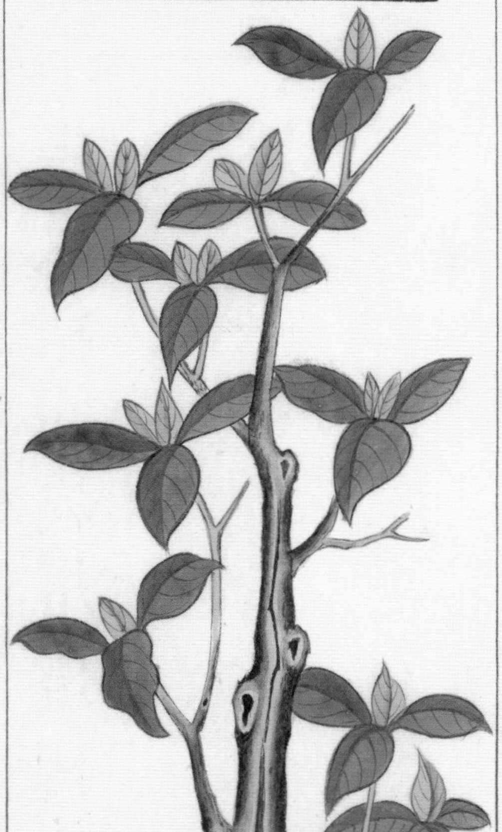

木香 出神農本經 主邪氣辟毒疫溫鬼强志主淋露久服不夢寤魘寐 以上朱字神農本經 療氣劣

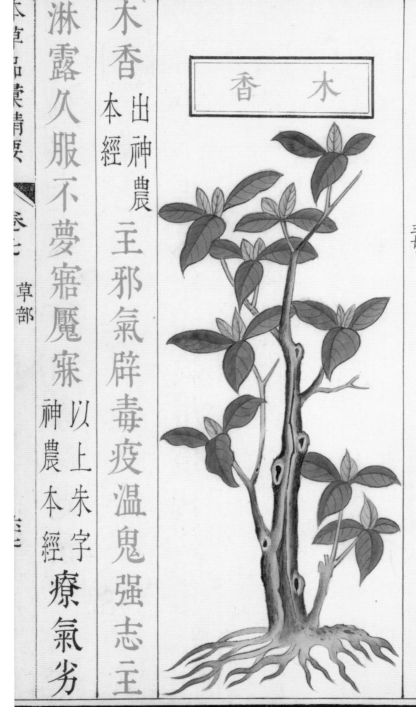

肌中偏寒主氣不足消毒殺鬼精物溫瘧蠱毒行藥之精輕身致神仙除肺中滯氣若治中下焦氣結滯須用檳榔爲使以上黑字名醫所錄

【名】蜜香

【苗】【圖經曰】根窠大類茄子葉似羊蹄而長大花開如菊其實黃黑亦以根形如枯骨者良

【地】【圖經曰】出永昌山谷【道地】崑崙及廣州舶上來者佳

【時】【生】春生苗【採】不拘時取

【收】日乾

【用】根輕浮苦而粘齒者爲好

【質】類枯骨

【色】土褐

【味】辛苦

【性】温散

【氣】味厚於氣陰中陽也【東垣云】純陽

臭 香

主 調諸氣止瀉痢

助 得肉豆蔻陳皮生薑檳榔為佐使

製 不見火細剉用

治 療 陶隱居云 消毒腫除惡氣 藥性論云 九種心痛積年冷氣疰癖癥塊脹滿逐諸壅氣上衝煩悶及霍亂吐瀉心腹疞刺 日華子云 除心腹一切氣止瀉霍亂痢疾安胎健脾消食及膀胱冷痛嘔逆反胃 衍義曰 專泄決胸膈間滯塞冷氣 湯液本草云 去肺中滯氣及腹中氣轉

運和胃氣【丹溪云】行肝
經氣火煨可實大腸

【合治】爲末合酒服治女人血
氣刺心心痛不可忍

【贋】土青木香爲僞

草之草

青木香 無毒 植生

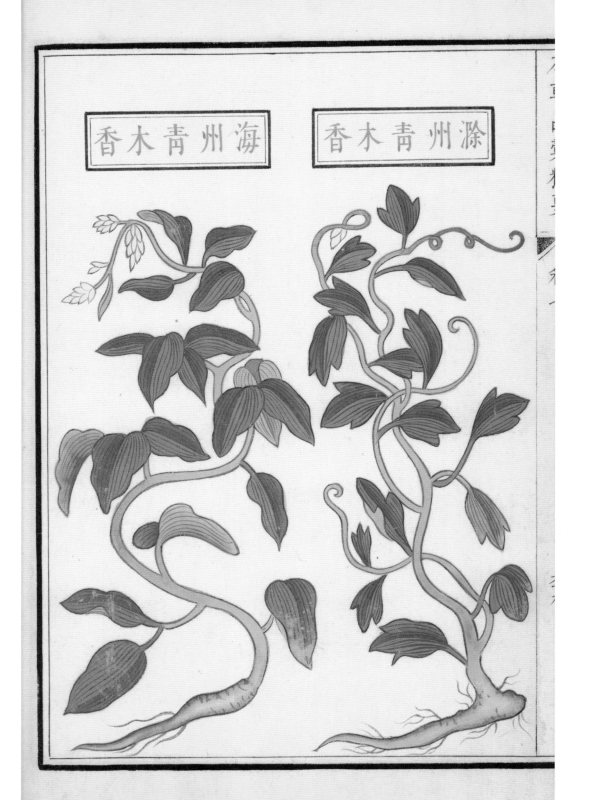

滁州青木香

海州青木香

青木香主婦人血氣刺心痛不可忍九種心痛積年冷氣痃癖癥塊脹痛逐諸壅氣上衝煩悶霍亂吐瀉心腹疞刺名醫所錄

苗 圖經曰春生苗三四尺葉如牛蒡但狹長八九寸皺軟而有毛夏開黃花如金錢其根類甘草而辛香又一種葉如山芋而開紫花者江淮人呼爲土青木香也

地 圖經曰出岷州及江淮間苑中處處有之

時 生春生苗 採不拘時

收　日乾

用　根

質　類南苦參而黑褐

色　青黑

味　辛苦

性　温

氣　味厚於氣陰中之陽

臭　香

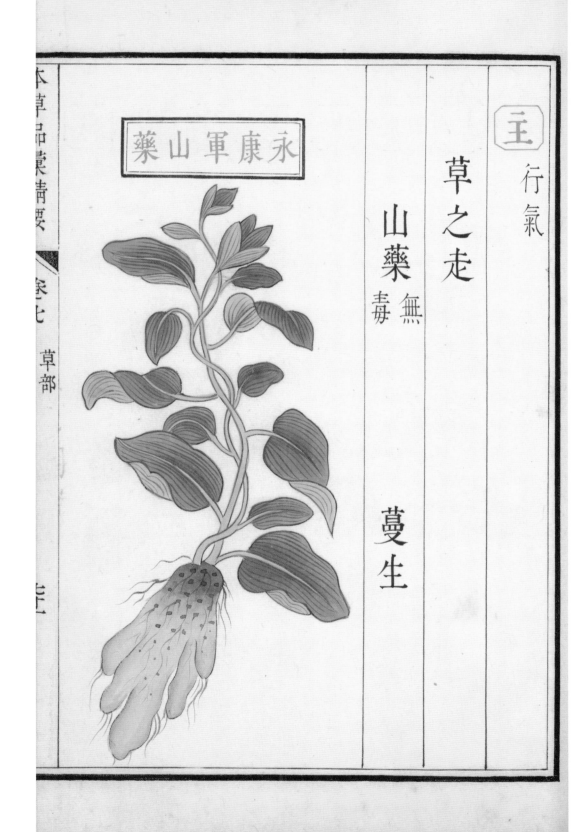

主行氣

草之走

山藥 無毒

蔓生

永康軍山藥

明州山藥

滁州山藥

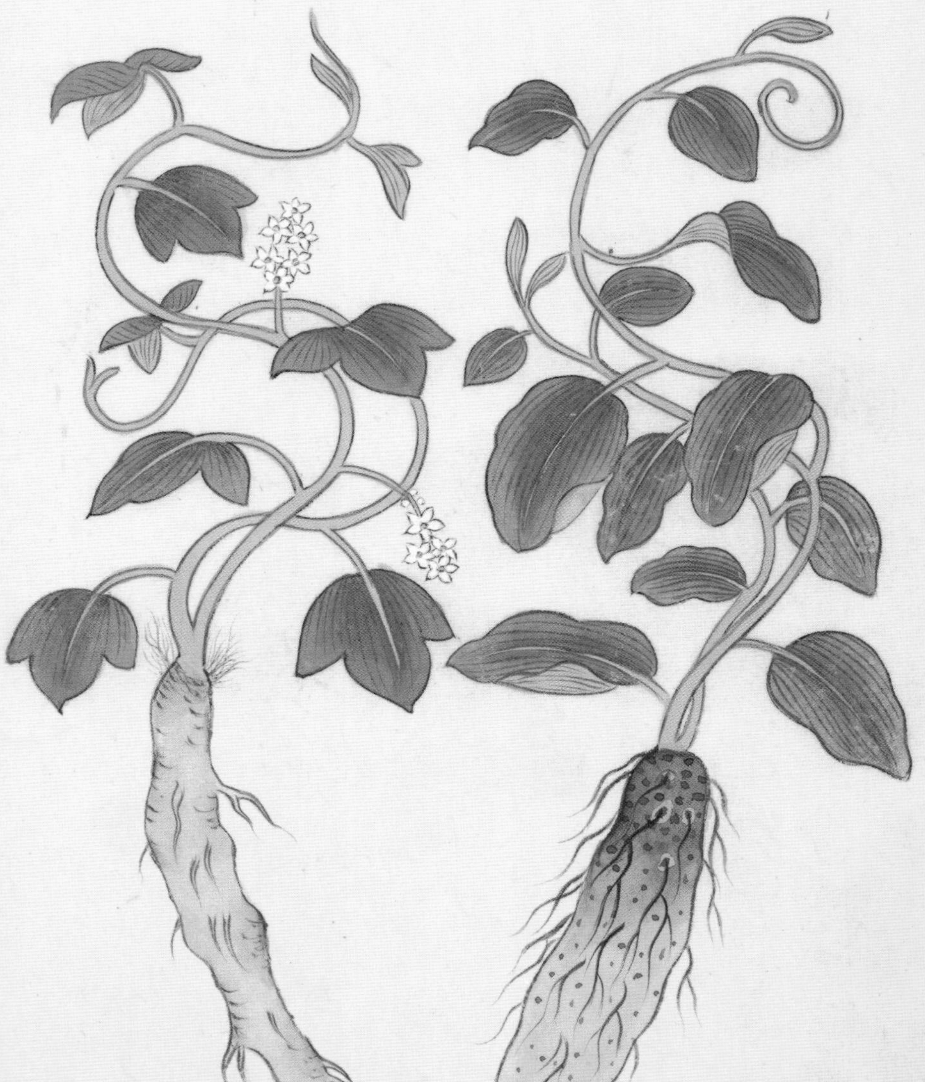

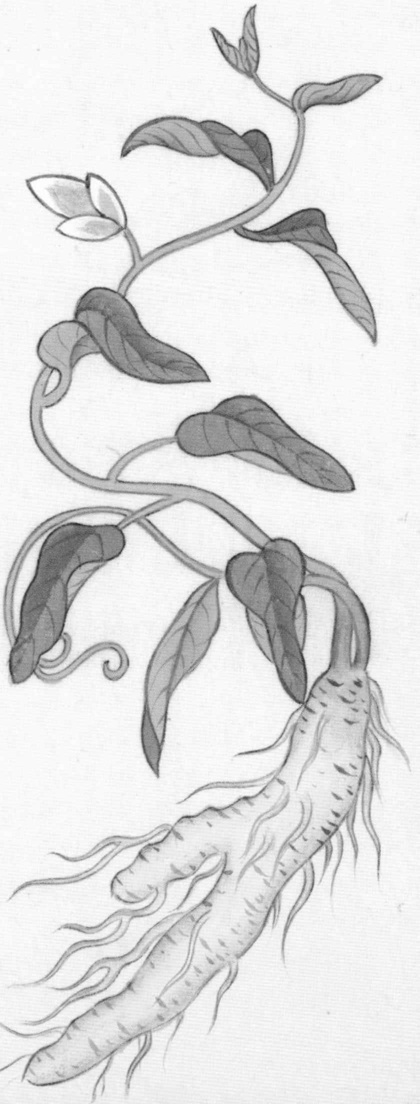

眉州山藥

山藥 出神農本經 主傷中補虛羸除寒熱邪氣補中益氣力長肌肉久服耳目聰明輕身不饑延年 以上朱字神農本經 主頭面遊風頭風眼眩下氣止腰痛補虛勞羸瘦充五臟煩熱

以上黑字
名醫所錄

【名】薯蕷　山芋　玉延　土藷
藷署　山羊　脩脆　兒草

【苗】圖經曰春生苗蔓延援籬莖紫葉青有三尖角似牽牛更厚而光澤夏開細白花大類棗花秋生實於葉間其狀如鈴南中有一種生山中根細如指極緊實過於家園種者味更珍美食之尤益人今江湖閩中出一種根如薑芋之類皮紫極有大者一枚可重斤餘但性冷於北地者爾吳氏云始生赤莖細蔓五月華白七月實青黃八月熟落其根中白皮黃類芋

【地】圖經曰生嵩高山谷及臨朐鍾山今處處有之陶隱居云東山南江南康

〔唐本注〕云蜀道〔道地〕北都四明今河南者佳

〔時〕〔生〕春生苗〔採〕二月八月取根

〔收〕暴乾或風乾

〔用〕白色堅實不蛀者爲好

〔色〕皮土褐肉白

〔味〕甘

〔性〕温平緩

〔氣〕氣厚於味陽中之陰

臭 朽

主 安神健脾

助 天門冬麥門冬紫芝爲之使

反 惡甘遂

製 取麤大者用竹刀刮去黃皮以水浸末白礬少許摻水中經宿取净洗去涎風乾用

治 療 藥性論云去冷氣止腰疼鎮心神安魂魄開達心孔多記事 日華子云長志安神療洩精健忘 東垣云凉而能補亦治皮膚乾燥此物潤

之

草之草

薏苡仁 無毒

薏苡草　薏苡仁

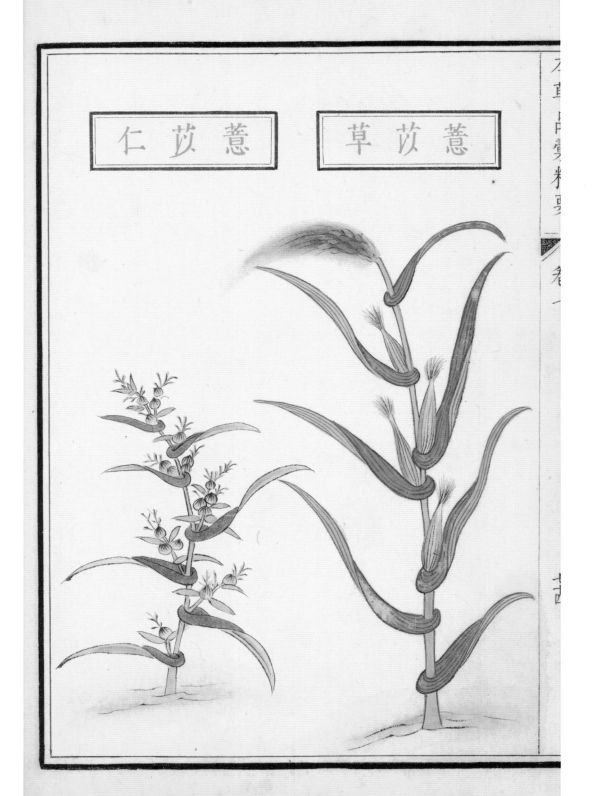

薏音意苡音以仁出神農本經主筋急拘攣不可屈伸風濕痺下氣久服輕身益氣其根下三蟲以上朱字神農本經除筋骨邪氣不仁利腸胃消水腫令人能食以上黑字名醫所錄

名 解蠡 屋菼音毯 起實 贛音感 簳珠 薏珠子

苗 圖經曰春生苗莖高三四尺葉如黍葉開紅白花作穗五六月結實其色青白形如珠子而稍長故呼薏珠子 別本注云今多用漢梁者氣力劣於眞定取青水色者良

地【陶隱居云】生交阯及漢梁今處處有之【道地】眞定平澤及田野爲佳

時【生】春生苗【採】八月取根實

收暴乾

用實白微青者爲好

質類珠子而稍長

色青白

味甘

性微寒緩

【氣】氣之薄者陽中之陰

【臭】香

【主】除肺痿止消渴

【製】暴於日中挼之得仁

【治】【療圖經曰】根煮汁除心腹煩滿胸脇痛○葉益中空膈【陶隱居云】根煮汁去小兒蚘蟲【藥性論云】熱風筋脉攣急令人能食除肺氣吐膿血咳嗽涕唾上氣破五溪毒腫【陳藏器云】殺蚘蟲【孟詵云】乾濕脚氣

【合】合苦酒療肺癰心胸甲錯○合麻黄杏仁甘草治風濕身煩疼日晡劇者

○合大附子治
胸痹偏緩急

【禁】妊娠不可服

【贗】粳糯為僞

草之草

益智子 無毒 叢生

益智子

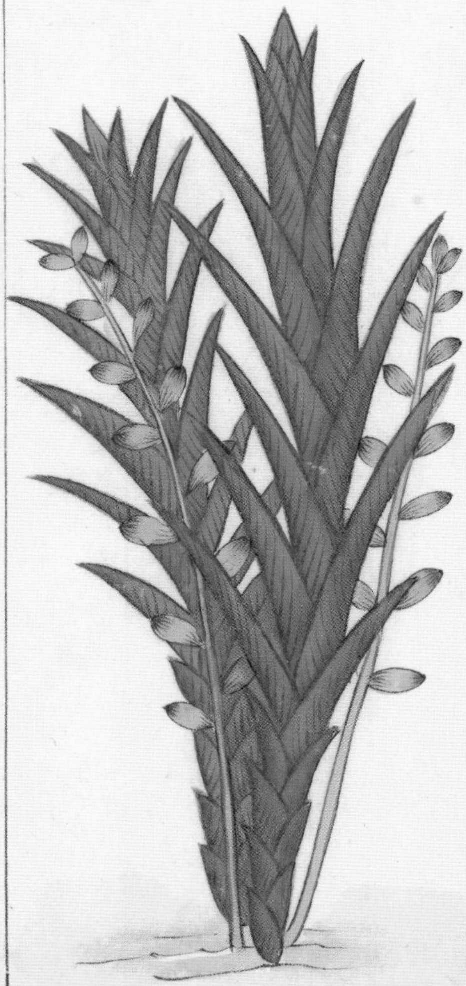

益智子主遺精虛漏小便餘瀝益氣安神補不足安三焦調諸氣夜多小便者取二十四枚碎之入鹽同煎服有神効名醫所錄

【苗】【圖經曰】益智子葉似蘘荷長丈餘其根傍生小枝高七八寸無葉花蕚作

種生其上如棗許大皮
白中仁黑仁細者佳

地 圖經曰益智子生崑崙國
今嶺南州郡往往有之

時 生春 採無時

用 去皮用仁

質 如棗許大

色 黑

味 辛

性 溫

【氣】氣之厚者陽也

【臭】香

【主】止嘔噦攝涎穢

【行】手足太陰經足少陰經

【製】去皮

【治】【療湯液本草云】治脾胃中受寒邪和中益氣治多唾當于補中藥內兼用之

【合】本脾經在集香丸則入肺在四君子湯則入脾在鳳髓丹則入腎

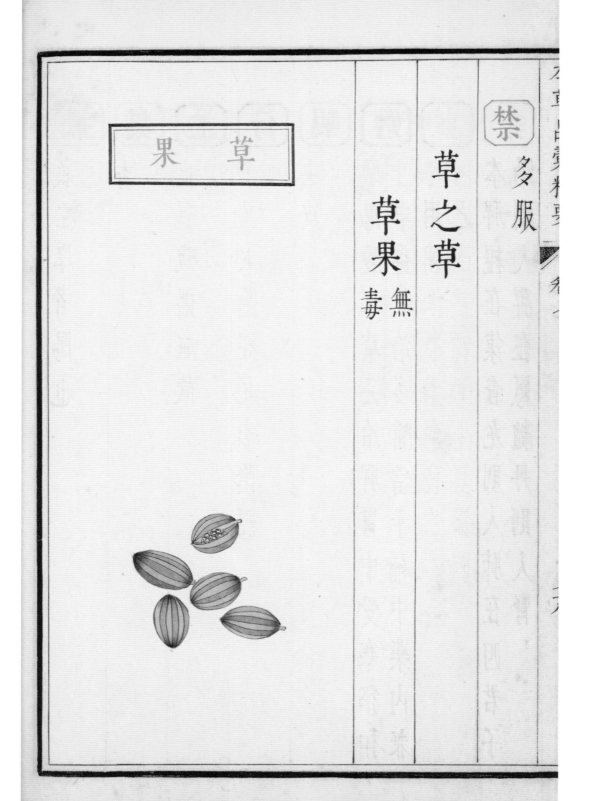

禁　多服

草之草

草果　無毒

草果

草果温脾胃止嘔吐霍亂惡心消宿食導滯逐邪除脹滿却心腹中冷痛今補

【地】謹按草果生廣南及海南

【苗】草果形如橄欖其皮薄其色紫其仁如縮砂仁而大又雲南出者名雲南草果其形差小耳

【用】仁

【質】如橄欖

【色】皮紫仁白

【味】辛

【性】温

【氣】氣之厚者陽也

【臭】香

【主】截諸般瘧疾

【製】去皮杵仁

【治】山嵐瘴氣

【合】治瘧疾藥中同青皮厚朴白朮半夏黄芩柴胡茯苓甘草同煎爲清脾湯

同人參厚朴陳皮蒼朮茯苓半夏藿
香甘草同煎爲養胃湯

一種唐本餘

辟虺雷味苦大寒無毒主解百毒消痰祛
大熱療頭痛辟瘟疫一名辟蛇雷其狀如
麤塊蒼朮節中有眼

二十六種陳藏器餘

藥王味甘平無毒解一切毒止鼻衄吐血
祛煩躁苗莖青色葉摘之有汁搗汁飲驗

兜木香燒去惡氣除病疫漢武帝故事西王母降上燒兜木香末兜木香兜渠國所獻如大豆塗宮門香聞百里關中大疾疫死者相枕燒此香疫則止內傳云死者皆起此則靈香非中國所致標其功用爲衆草之首焉

草犀根味辛平無毒主解諸藥毒嶺南及睦婁間如中毒草此藥及千金藤並解之

亦主蠱毒溪毒惡刺虎狼蟲虺等毒天行
瘧瘴寒熱咳嗽痰壅飛尸喉閉瘡腫小兒
寒熱丹毒中惡注忤痢血等並煑汁服之
其功用如犀故名草犀解毒爲最生衢婺
洪饒間苗高二三尺獨莖根細辛研服更
良生水中者名水犀也

海藥云謹按廣州記云生嶺南及海中獨莖對葉而生如燈臺草若細辛平無毒主解一切毒氣虎狼所傷溪毒野蠱等毒並宜燒碎

服臨死者服之得活

薇味甘寒無毒久食不饑調中利大小腸

生水傍葉似萍爾雅曰薇垂也三秦記曰

夷齊食之三年顏色不異武王誡之不食

而死廣志曰薇葉似萍可食利人也

海藥云謹按廣州記云生海池澤中爾雅注云薇水菜主利水道下浮

腫潤大腸

無風獨搖草帶之令夫婦相愛生嶺南頭

如彈子尾若烏尾兩片開合見人自動故
曰獨搖草
海藥云謹按廣志云生嶺南又云生大秦國性溫平無毒主頭面遊風遍身癢煮汁淋蘸陶朱術云五月五日採諸山野往往亦有之
零餘子味甘溫無毒主補虛强腰腳益腎
食之不饑曬乾功用强於薯蕷有數種此
則是其一也一本云大如雞子小者如彈
丸在葉下生

百草花主百病長生神仙亦煮花汁釀酒服之異類云鳳剛者漁陽人也常採百花水漬封泥埋之百日煎爲丸卒死者内口中卽活鳳剛服藥百餘歲入地肺山列仙傳云堯時赤松子服之得仙

紅蓮花白蓮花味甘平無毒久服令人好顏色變白却老生西國胡人將來至中國也

旱藕味甘平無毒主長生不饑黑毛髮生太行如藕

羊不喫草味苦辛溫無毒主一切風血補益攻諸病煑之亦浸酒生蜀川山谷葉細長在諸草中羊不喫者是

萍蓬草根味甘無毒主補虛益氣力久食不饑厚腸胃生南方池澤大如荇花黃未開前如筭袋根如藕饑年當穀也

石蘂主長年不饑生太山石上如花蘂爲
丸散服之令時無復有王隱晉書曰庾褒
入林慮山食木實餌石蘂得長年也
仙人草主小兒酢瘡煑湯浴亦搗傅之酢
瘡頭小而硬小者此瘡或有不因藥而自
差者當毋毒入腹必危可預飲冷藥以防
之兼用此草洗瘡亦明目去膚翳挼汁滴
目中生階庭間高二三寸葉細有鴈齒似

離鬲草北地不生也
會州白藥主金瘡生膚止血碎末傅瘡上
藥如白斂出會州也救窮草食之可絕穀
長生生地肺山大松樹下如竹出新道書
地肺山高六千丈其下有之應可求也
草豉味辛平無毒主惡氣調中益五臟開
胃令人能食生巴西諸國草似韭豉出花
中人食之

陳思岌味辛平無毒主解諸藥毒熱毒丹毒癰腫天行壯熱喉痹蠱毒除風血補益已上並煑服之亦磨傅瘡上亦浸酒出嶺南一名千金藤一名石黃香今江東又有千金藤一名烏虎藤與陳思岌所主頗有異同終非一物也陳思岌蔓生如小豆根及葉辛香也

千里及味苦平小毒主天行疫氣結黃瘧

瘴蠱毒煑服之吐下亦搗傅瘡蟲蛇犬等咬處藤生道傍籬落間有之葉細厚宣湖間有之

孝文韭味辛溫無毒主腹內冷脹滿泄痢腸澼溫中補虛生塞北山谷如韭人多食之能行云昔後魏孝文帝所種以是爲名又有山韭亦如韭生山間治毛髮又有石蒜生石間又有澤蒜根如小蒜葉如韭生

平澤並溫補下氣又滑水源又有諸葛亮
韭更長彼人食之是蜀魏時諸葛亮所種
也
倚待草味甘溫無毒主血氣虛勞腰膝疼
弱風緩羸瘦無顏色絕傷無子婦人老血
浸酒服之逐病極疾故名倚待生桂州如
安山谷葉圓高二三尺八月採取
雞侯菜味辛溫無毒久食溫中益氣生嶺

南顧廣州記曰雞侯菜似艾二月生宜雞
羹故名之
桃朱術取子帶之令婦人爲夫所愛生園
中細如芹花紫子作角以鏡向旁敲之則
子自發五月五日收之也
鐵葛味甘温無毒主一切風血氣羸弱令
人性健久服風緩及偏風並正生山南峽
中葉似枸杞如葛黑色也

伏雞子根味苦寒無毒主解百藥毒諸熱煩悶急黃天行黃疸疽瘡瘧瘴中惡寒熱頭痛馬急黃及牛疫並水磨服生者尤佳亦傅癰腫與陳家白藥同功但霍亂諸冷不可服耳生四明天台葉圓薄似錢蔓延根作烏形者良一名承露仙

陳家白藥味苦寒無毒主解諸藥毒水研服之入腹與毒相攻必吐疑毒未止更服

亦去心胸煩熱天行瘟瘴出蒼梧陳家解
藥用之故有陳家之號蔓及根並似土瓜
緊小者良冬春採取一名吉利菜人亦食
之與婆羅門白藥及赤藥功用並相似葉
如錢根如防已出明山
龍珠味苦寒無毒子主疔腫葉變白髮令
人不睡李邕方云主諸熱毒石氣發動調
中解煩生道傍子圓赤珠似龍葵但子熟

時赤耳

本草品彙精要卷之七